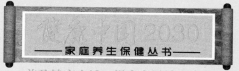

家庭养生保健丛书

普及健康生活，提高全民健康素养

图解**对症按摩**

钱丽旗◎主编

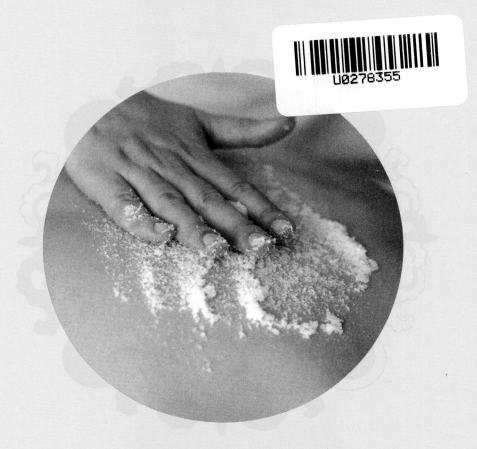

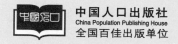

中国人口出版社
China Population Publishing House
全国百佳出版单位

图书在版编目（CIP）数据

图解对症按摩 / 钱丽旗主编. –– 北京：中国人口
出版社, 2018.4

（健康中国2030家庭养生保健丛书）

ISBN 978-7-5101-4773-9

Ⅰ.①图… Ⅱ.①钱… Ⅲ.①按摩疗法(中医)—图解
Ⅳ.①R224.1-64

中国版本图书馆CIP数据核字(2017)第005306号

图解对症按摩

钱丽旗　主编

出版发行		中国人口出版社
印　　刷		天津泰宇印务有限公司
开　　本		787mm×1092mm　1/16
印　　张		16
字　　数		240千字
版　　次		2018年4月第1版
印　　次		2018年4月第1次印刷
书　　号		ISBN 978-7-5101-4773-9
定　　价		48.00元

社　　长		邱立
网　　址		www.rkcbs.net
电子信箱		rkcbs@126.com
总编室电话		(010)83519392
发行部电话		(010)83530809
传　　真		(010)83518190
地　　址		北京市西城区广安门南街80号中加大厦
邮政编码		100054

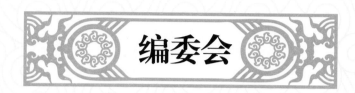

编委会

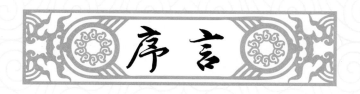

序言

　　健康，是每个国民的立身之本，也是一个国家的立国之基。健康，是民族昌盛和国家富强的重要标志，也是广大人民群众的共同追求。"没有全民健康，就没有全面小康。我们把健康列为小康的组成部分，更能体现出我们社会的文明进步。""把人民健康放在优先发展战略地位。"当前，我国进入全面建成小康社会决胜阶段，随着经济社会的不断发展，科学技术的不断进步，人们的生活水平不断提高的同时，种种不良的生活方式也使人们越来越多地遭受到疾病的困扰。因此"要倡导健康文明的生活方式，树立大卫生、大健康的理念，把以治病为中心转变为以人民健康为中心，建立健全健康教育体系，提升全民健康素养，推动全民健身和全民健康深度融合。"我们编撰《健康中国2030家庭保健养生丛书》就是基于大健康，大卫生的理念，依据中医养生的核心——"以人为本，以和为贵"，调理身体气机的中心思想，将养生保健的科学生活习惯融入到日常的生活中。

　　中国的养生文化，已经流传了几千年，备受人们热捧。三千多年前我们祖先就已经广泛运用艾灸疗法来养生、防病治病。近年来，人们开始关注养生文化，养生保健种类日益丰富，可以说，"养生"理念已逐渐融入人们的日常生活中。

　　基于养生保健思想的日益普及，我们编写了这套养生系列丛书，其中包含20本分册，分为五个类型，分别为防治病、养生经、自疗、三分钟疗法类，传统疗法类。其中，防治病包括《图解—刮痧防治病》，《图解—艾灸防治病》，《图解—拔罐防治病》，《图解—推拿防治病》；养生经包括《图解—黄帝内经体质养生》，《图解—本草纲目对症养生》；自疗类包括《图解—颈椎病自疗》，《图解—腰椎病自疗》，《图解—常见病自查自疗》；三分钟疗法类包括《图解—三分钟足疗》，《图解—三分钟手疗》，《图解—三分钟面诊》；传统疗法类包括《图解—人体经络》，《图解—百病从腿养》，《图解—小疗法大健康》，《图解—儿童经络按摩刮痧全集》，《图解—对症按摩》，《图解—小穴位》，《图解—手足对症按摩》，《图解—特效指压疗法》。

这套丛书从各个方面为大家介绍了日常养生的相关内容，语言浅显易懂，将复杂的医学知识用平实通俗的语言表达出来，方便读者理解。同时本书采用图解形式，配了大量插图，帮助认识各个疾病以及穴位的特点、疗法功效。读完本套丛书，你便能掌握一些基本养生知识和常用对症治病的疗法，并灵活加以应用。

本套丛书的编写团队由多家三甲医院的权威中医专家组成，包括解放军总医院第一附属医院钱丽旗主任，中国中医科学院广安门医院倪青教授，解放军总医院窦永起教授，空军总医院马建伟教授，海军总医院李秀玉教授，北京崔月犁传统医学研究中心冯建春教授，武警总医院许建阳教授，中国中西医结合杂志社王卫霞副编审，国家食品药品监督管理局马秀璟教授，中日友好医院夏仲元教授等多位军内外知名学者，汇集了军队、地方最优质的医疗学术资源，着力打造健康类图书精品，是在军队改革新形势下军民融合、资源共享、造福人民的新创举，期冀这一系列丛书为百姓带来真正的健康福音，为健康中国建设添砖加瓦。

当然，书中难免有所纰漏，也望广大读者批评指正。

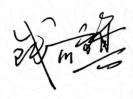

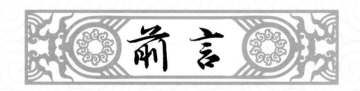

前言

　　按摩是以中医的脏腑、经络学说为理论基础，并结合西医的解剖和病理诊断，而用手法作用于人体体表的特定部位以调节机体生理、病理状况，指用手或器械来回摩擦、揉捏或敲打身体的表面部分，用以达到治疗目的，它是一种物理的治疗方法。从按摩的治疗上，可分为保健按摩、运动按摩和医疗按摩。

　　按摩是我国劳动人民在长期与疾病斗争中逐渐总结认识和发展起来的。在古代，很早就已掌握用按摩疗法来治疗肢体麻痹不仁、痿症、厥症、湿症和寒热等症。中国史记上记载先秦时名医扁鹊，曾用按摩疗法，治疗虢太子的尸厥症。秦代到今已两千多年，可见按摩在中国已有悠久的历史了。中国最早的按摩专著，当推《黄帝按摩经》（十卷，见《汉书·艺文志》）可惜早已失传。但现存的古典医书《黄帝内经》在许多地方谈到按摩：如《血气形志篇》、《异法方宜论》等。

　　按摩用于医疗上又称推拿疗法，用于对症治疗各种疾病。相对于西医的药物治疗方法，常言"是药三分毒"，在服用药物等的治疗过程中，难免会对机体造成或多或少的药理性影响，而按摩疗法，由于其为中医疗法，本质是由内而外的治疗原理，故影响相对较小。按摩的方法操作便捷，简单易行，疗效显著，且范围较广，适用于内外科，妇科、儿科、五官科等主要疾病，对于日常的保健治疗也有一定疗效，逐渐为人们所广泛施行。

　　本书对于按摩疗法作了全面而细致的讲解，包含了按摩疗法对于各类疾病的具体治疗指导，特效穴位的取穴方法，辅以穴位和按摩手法配图，清晰易懂。

书中共分十个章节。第一章介绍了按摩的基本常识，包括按摩术及其作用原理，按摩手法，按摩器具，按摩的适应症和禁忌症，及按摩的36个特效穴；

第二章，分两个部分介绍了人体的经络和穴位；

第三章，介绍了保护脏腑的常见穴位；

第四章，介绍了调理人体亚健康的按摩疗法；

第五至第九章，介绍了按摩对于相关疾病的应用，包括了内外科，妇科、儿科，五官科。最后一章介绍了按摩疗法对于美容养颜方面的治疗方法。

本书结构层次清晰，从特效穴位的取穴方法到疾病的按摩治疗，循序渐进，深入浅出，有利于大家的学习和查阅。

希望大家通过本书，对按摩疗法有一个大体上清楚的认识，消除对按摩疗法的相关误解，作为文化内涵丰富的传统疗法，也希望大家取其精华，学以致用，拥有健康的生活方式。

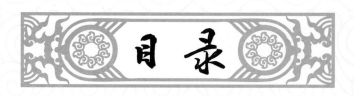

第四章　调理亚健康的按摩疗法　093

第五章　内科疾病对症按摩　115

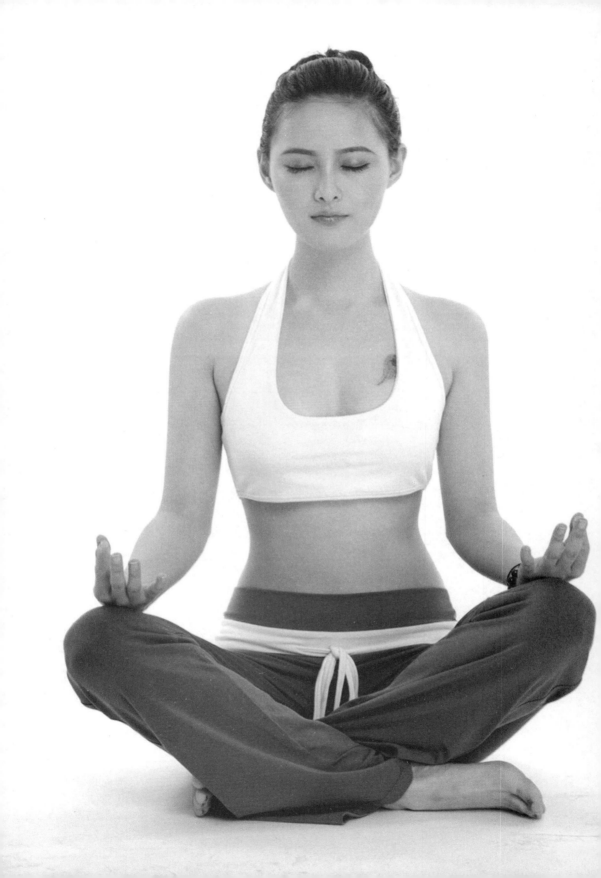

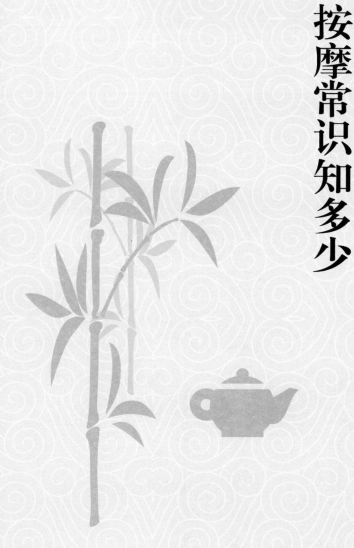

第一章

按摩常识知多少

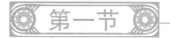

第一节

按摩术及其作用原理

按摩，又称推拿，古称按硗、案杌等，是人类在长期与疾病做斗争的过程中，逐步认识、总结发展出的一种古老的医疗方法。远古人类在生产劳动时或与野兽搏斗中，每当出现外伤、疼痛，他们都会自然地用手去抚摸或按揉，继而逐步收到止痛化瘀的效果。这种人类本能的原始按揉方法，就是按摩的起源。

具体说来，按摩就是根据患者的具体病情，利用按摩者的双手在体表相应的经络、穴位和痛点上，利用肢体活动来防病治病的一种物理疗法。如前所述，按摩术在我国的历史极其久远。

早在黄帝时期，一个叫俞跗的人在祖先经验的基础上，总结出了"古代按摩八法"，其中一些手法至今仍在沿用，具有很好的保健作用。两千多年前的《黄帝内经》是我国现存医学文献中最早的一部总结性著作。这本书对自我保健与"精、气、神"学说作了系统精辟的论述，为按摩治病的普遍应用奠定了理论基础。在春秋战国和秦汉时代，按摩已发展成为医疗上一个主要的治病手段。按摩常用来治疗"筋脉不通""肢体麻痹不仁"，冥邪所致"肌肉坚紧"及"寒气客于肠胃之间，膜原之下"等症。《汉书·艺文志》载有《黄帝岐伯按摩十卷》，此书可能是我国第一部按摩专著。到了隋唐时代，南北和海外交通的日益发达促进了文化的交流发展，医疗方面也有了很大进步。官方的医疗行政机构——太医署内，不仅设立了按摩专科，而且已开始按摩教学工作。这时的按摩疗法开始普遍为广大群众所接受和欢迎。到了明代，按摩疗法开始专用于治疗小儿科的疾病，并取得了很大的成果。

长期以来，中国的按摩科学在一代又一代的传承与发扬中积累成了一门系统又成熟的医疗学科。中医按摩也以其神奇的医疗效用引起了国际医务界的高度关注。许多国家都已开展了相关的研究和临床治疗工作。在科技发展日新月异的今天，按摩疗法将为人类医疗保健事业做出新的、更大的贡献。

按摩的功效

按摩疗法是根据中医四诊八纲辨证施治的原则，运用医者的双手（或肢体），在人体不同部位或穴位上施术，以达到体内阴阳平衡。扶正祛邪，进而预防和治疗病证的一门科学。

● 按摩的功效主要体现在这几个方面：

1. 提高机体的抗病能力
2. 调节机体的脏腑功能
3. 调节机体的平衡和神经功能
4. 促进气血运行，改善血液循环，促进局部炎症的消退和水肿的吸收
5. 理筋散结，解痉止痛
6. 润滑关节，松解粘连
7. 正骨复位，恢复机体运动功能

按摩术的发展趋势

随着人类的进步和医学科技的飞速发展，作为一种古老的、传统的医务保健方法，已经流传推广了数千年的按摩术，它的未来将如何呢？目前，现代医学的发展主要表现在两个方面，一是医学研究愈来愈精细和发达，从细胞到基因的研究和治疗，无所不包；另一方面，自我保健医疗已经普及化。人们渴望能掌握一种精要、简便、易学的保健治疗方法，不受场地和器械的限制。不难想象，按摩术正好顺应了现代人的需要。可以预见，随着人们生活品质的不断提高和人们对健康体质的不懈追求，按摩术将越来越广泛和深入地走进每一个寻常百姓的生活。

第二节
按摩的基本手法

弹 法

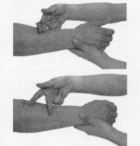

方法:用单手中指扣住食指,然后用食指做拨动滑脱动作,使食指指背弹打在某一部位。

要点:弹打的强度需由轻渐重。

作用:通利关节,放松肌肉,祛风散寒,消除疲劳,理气和中,健脾和胃,疏通经络等。

拨 法

方法:将手指端嵌入软组织缝隙中,然后做横向的拨动,称为拨法。临床上常分为拇指拨法、掌指拨法及肘拨法。以拇指螺纹面按于施治部位,以上肢带动拇指,垂直于肌腱、肌腹、条索间,往返用力推动称为拇指拨法;以一手拇指指腹置于施治部位,另一手手掌置于该拇指之上,以掌发力,以拇指着力,垂直于肌腱、肌腹、条索间,往返推动,称为掌指拨法;以尺骨鹰嘴着力于施治部位,垂直于肌腹往返用力推动,称为肘拨法。

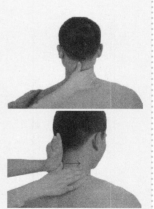

要点:垂直用力,刮拨的方向可根据病变部位走向而定。本法刺激量较强,多与其他手法配合使用。

作用:缓解肌肉痉挛,松解组织粘连,舒筋通络,滑利关节,消肿止痛等。

推法

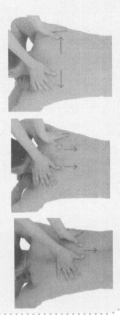

方法：用手指指腹、手掌或拳面着力于人体一定部位或穴位上，用力向一定方向推动。临床上常分为平推法、直推法、旋推法、分推法、一指禅推法等。平推法又分为拇指平推法、掌平推法和肘平推法。用拇指指腹着力，按经络循行或肌纤维平行方向推进，称为拇指平推法；用手掌掌面平贴于皮肤上，以掌根为重点，向一定方向推进，或双手掌重叠向一定方向推进，称为掌平推法；屈肘后用肘关节鹰嘴突着力向一定方向推进，称为肘平推法。

要点：肩及上肢放松，着力部位紧贴体表部位或穴位，运用适当的压力，进行单方向的直线移动。

作用：疏通经络，行气止痛，放松皮肤，调和气血等。

按法

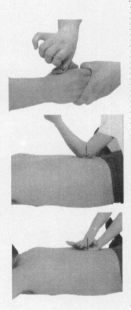

方法：用手指指腹或手掌掌面着力于治疗部位或穴位上，逐渐用力下按，按而留之（不捻动）。临床上常分为指腹按、屈指按、屈肘按、双掌重叠按。指腹按，是用手指指腹下按；屈指按，是用屈曲的指间关节突起部下按；屈肘按是按摩者屈肘，用肘关节鹰嘴突起下按；双掌重叠按，一般是按摩者腕背屈，右手手掌放于左手手背上，双手重叠下按。

要点：垂直下按，固定不移，用力由轻逐渐加重，稳而持续，忌用暴力。

作用：疏松肌筋，消除肌肉紧张，温中散寒，调和气血，抑制神经亢进，缓解神经性疼痛等。

揉 法

　　方法：用手指指腹、手掌鱼际部或手掌掌面吸附于身体体表部位或穴位上，轻柔缓和地回旋揉动。临床上常分为指揉法、鱼际揉法、掌揉法。用手指指腹或指端轻按在某一穴位或部位上，做轻柔的小幅度回旋揉动，称为指揉法；用手掌的大、小鱼际部分，吸附于一定的部位或穴位上，轻柔地回旋揉动，称为鱼际揉法；用掌根部着力，手腕放松，以腕关节连同前臂作小幅度的回旋揉动，称为掌揉法。

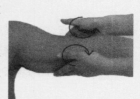
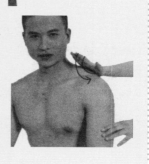

　　要点：轻按于治疗部位上，带动该处皮下组织一起揉动。

　　作用：宽胸理气，消积导滞，活血化瘀，疏通经络，消肿止痛，缓解疲劳等。

摇 法

　　方法：以关节为轴心，摇动肢体并使之顺势做回旋运动，双轴和多轴关节都可进行，如腕关节摇动、肩关节摇动等。临床上习惯将缓慢地摇动称为运法，将大幅度地转摇称为盘法。颈部摇法，可让被按摩者取坐位，颈部放松，按摩者站在其侧后方，一手扶住被按摩者后枕部，另一手托住其下颌，做缓慢的环旋摇动；腰部摇法，

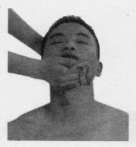
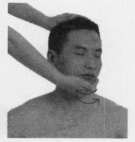
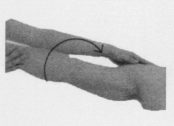
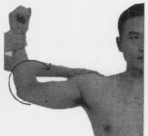

被按摩者站立，弯腰扶住床边，按摩者站在其侧后方，一手扶住其腹部，另一手扶住其腰部，两手相对用力，环旋摇动腰部；肩部摇法，以右肩为例，按摩者站在被按摩者右后方，左手扶按被按摩者的右肩，右手握住被按摩者的右腕部，环旋摇动肩关节，也可以用右手提住被按摩者右腕，环旋摇动其肩关节；膝部摇法，被按摩者仰卧，按摩者站在其身侧，一手扶膝，一手托踝，环旋摇动膝关节，也可俯卧，按摩者一手扶大腿下段的后侧，另一手扶足跟部，环旋摇动膝关节。

要点：摇转幅度大小依关节病情适度调整，因势利导，适可而止，操作时除摇动关节外，身体其他部位不应晃动。

作用：松解粘连，滑利关节，增加肢体活动能力等。

 掐法

方法：一种方法是用拇指、中指或食指在身体某些穴位上，做持续的掐压；另外一种手法是用一手或两手拇指做一排排轻巧而密集的掐压，边掐边向前推进。

要点：指甲垂直按压穴位，用力较重而刺激面积较小，不宜用力抠，以免力度过重损伤皮肤。

作用：刺激穴位，疏通经脉，消肿散瘀，镇静安神，开窍等。

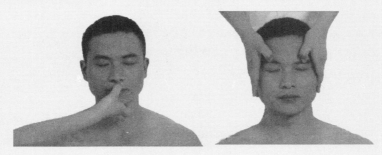

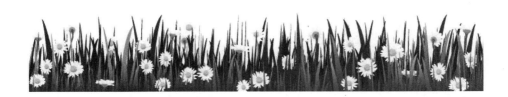

擦法

方法：擦法分为手指擦法、鱼际擦法和掌擦法。用拇指、食指、无名指和小指的指腹来回摩擦肌肤称为手指擦法；用手掌的大鱼际或小鱼际来回摩擦肌肤称为鱼际擦法；用手掌来回摩擦肌肤称为掌擦法。

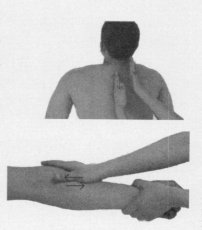

要点：上肢放松，腕关节自然伸直，用全掌、大鱼际或小鱼际为着力点，以上臂带动手做上下或左右的直线往返摩擦，作用力浅，仅作用于皮肤及皮下。

作用：益气养血，活血通络，消肿止痛，祛风除湿，通经散寒，疏通气血等。

 抖法

方法：用单手或双手握住肢体远端，如腕、踝等，做连续的、小幅度的、频率较高的上下抖动。其力量作用于肌肉、关节及韧带。

要点：操作时握住被按摩者肢体的远端，在牵拉的同时用柔劲做上下抖动，使被按摩者的肢体随着抖动的力量呈现出波浪样的起伏。

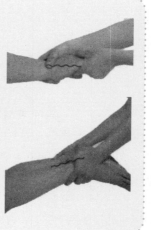

作用：舒展筋骨，润滑关节，消除疲劳，增强体质等。

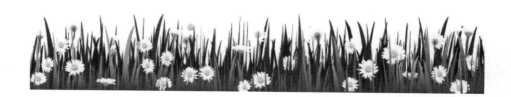

啄法

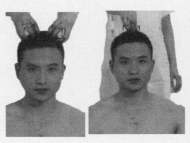

方法：手指自然屈曲呈爪状或聚拢呈梅花状，用腕部上下屈伸摆动带动指端着力，垂直于按摩部位，呈鸡啄米状。

要点：腕部放松，以腕施力，力度均匀和缓。

作用：安神醒脑，疏通气血，活血化瘀等。

拿法

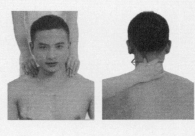

方法：用拇指、食指和中指，或用拇指和其余四指的指腹，相对用力紧捏一定部位或穴位并提起，一松一紧地拿按。本法常作为推拿的结束手法使用，适用于肩部、颈项、四肢等部位。

要点：手腕放松，灵活用力，动作缓和而连贯。

作用：祛风散寒，舒筋通络，开窍止痛等。

叩击法

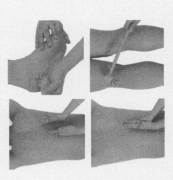

方法：叩击法在临床上常分为拳击法、棒击法、小鱼际击法、指尖击法、掌击法等。五指微屈，用五指指端敲打穴位的方法，称为指尖击法，适用于头面、胸腹部；手指自然松开，手腕伸直，用掌根叩击体表，称为掌击法，适用于头顶、腰臀及四肢部；拳击法适用于腰背及四肢部；小鱼际击法适用于腰背及四肢部；棒击法适用于头顶、腰背及四肢部。

要点：按摩者的腕关节要放松，用力要快速而短促，垂直叩击体表，速度要均匀而有节律。

作用：舒筋通络，调和气血，缓解疲劳等。

点 法

方法: 用指端或屈曲的指间关节突起部位为着力点,按压于某一治疗点上,称为点法。临床上常分为拇指端点法、屈拇指点法和屈食指点法三种。拇指端点法是以拇指端为着力点压于治疗部位;屈拇指点法是以手握拳,拇指屈曲抵住食指中节的桡侧面,以拇指指间关节桡侧为着力点压于治疗部位;屈食指点法是以手握拳并突出食指,用食指近节指间关节为着力点压于治疗部位。

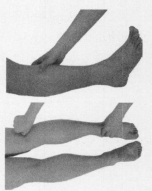

要点: 点按胸部时要迎随呼吸,在被按摩者呼气时点按;点按腰部肾俞穴时,由内略向上斜;点按委中穴时,被按摩者双膝跪于床上,按摩者用拇指端点法,力向上时,放射感向上传,用力向下时,放射感传到足跟。

作用: 开通闭塞,活血止痛,调整脏腑等。

捏 脊 法

方法: 用双手拇指、食指和中指指腹捏拿脊柱两侧的肌肤,用力均匀逐渐捻动向前移。

要点: 拇指在下,食指、中指在上,相对用力地提捏被按摩者的皮肤,用力宜适当、均匀。

作用: 疏通经络,调和气血,祛除邪气等。

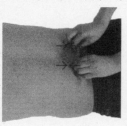 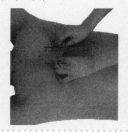

振法

方法：单手指腹或手掌掌面紧贴身体某一部位或穴位上，做持续震颤的一种手法，也可双手重叠进行。临床上常分为指振法和掌振法两种。

要点：主要依靠前臂和手部的肌肉持续用力，使力量集中于指腹或手掌，形成震动力，使按摩部位随之发生震颤。在操作时需注意，按摩者的手始终不能离开被按摩者的治疗部位。

作用：通行腹气，调理胃肠功能，调节神经，解痉止痛，放松肌肉，缓解疲劳等。

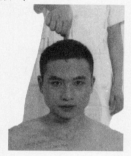
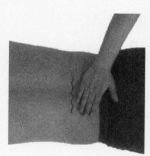

摩法

方法：用手掌掌面或手指指面轻放于体表治疗部位，以一点为中心，做环形的、有节律的抚摩。临床上常分为指摩法和掌摩法两种。用手指指面进行按摩称为指摩法；用手掌掌面进行按摩称为掌摩法。

要点：以腕关节连同前臂做轻缓而有节律的盘旋摩擦，直至被按摩者肌肤产生一定的温热感。

作用：祛除寒邪，理气和中，健脾和胃，疏通经络，活血止痛，化瘀散积等。

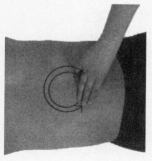
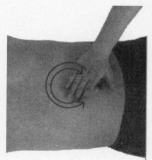

方法：用双手的掌面或掌侧挟住身体一定部位，相对用力做快速搓揉动作，同时做上下往返移动，其作用力可达肌肉、肌腱、筋膜、骨骼、关节囊、韧带等处。临床上常分为掌搓法、侧掌搓法。

要点：双手用力要对称，搓动要快，移动要慢。

作用：调和气血，疏通经络，通利关节等。

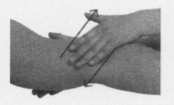
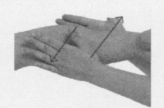

方法：将掌指关节略微屈曲，用手掌的背面小指尺侧部紧贴于皮肤体表处用力，连续摆动腕掌部，进行前臂旋转和腕关节屈伸的协调运动，在身体上㨰动。

要点：为了使㨰动的力集中到手指，在㨰动前将手腕稍屈，各指略微伸开，手背平贴推拿部位以助发力。

作用：疏通气血，祛除寒邪，通达经脉等。

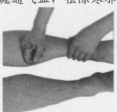
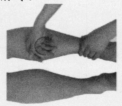

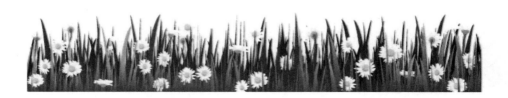

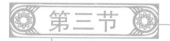

第三节 常见病的按摩器具

常见器具	操作方法
木槌、按摩棒、击打棒	用木槌、按摩棒、击打棒击打肩部、背部、大腿等区域较大的部位，可以疏通筋骨，减轻疲劳；用按摩棒点压局部可增强按摩效果
牙刷、软毛刷、浴刷	利用牙刷、软毛刷、浴刷这些物体沿着经络的循行路线进行梳理或刷擦，可以代替按摩中的摩法或擦法，但不可将皮肤划破
核桃、小球	通常用手握住两个核桃或小球，用手指的运动带动核桃或小球相互摩擦转动，可达到锻炼手指灵活性的效果
鹅卵石	可脱掉鞋袜，赤脚走在公园的鹅卵石路上，也可以找一些大小匀称的鹅卵石在家踩踏锻炼，以达到按摩足底穴位的目的
牙签	将牙签绑成一束，进行穴位按摩，可以刺激穴位，增强按摩效果。可将牙签尖的和圆的部分分部位使用，达到不同的保健效果
梳子	用梳子进行按摩刺激穴位时，可做快速而连续的敲打，促进血液循环，缓解疲劳；也可按住不动，停留一会儿，刺激穴位
擀摩器	使用时将擀摩器放在想按摩的部位，稍稍用力，做上下移动，每次6～10分钟即可
热水袋	将热水袋用毛巾包好，放于疼痛部位10分钟左右可达到治疗效果
足底按摩器	踩上足底按摩器后，凸粒可以刺激足底，促进血液循环，缓解足部酸痛及全身疲劳

第四节
按摩的适应证和禁忌证

结合无数的临床经验，在继承传统中医理论的基础上，按摩已经发展成一门越来越先进和系统的理疗手法。在广泛用于日常保健的同时，更作为一种有效的医疗手段，用于多种常见疾病的治疗及辅助治疗。不过，虽然按摩治疗是非常安全有效的方法，但临床上也是有一些禁忌的。本节将对相关知识进行介绍。

按摩的适应证

适应范围	常见病症
闭合性的关节及软组织损伤	腰椎间盘突出症、腰肌扭伤、梨状肌综合征、半月板撕裂
肌肉、韧带的慢性劳损	颈肌劳损、背肌劳损、腰肌劳损、跟腱炎、网球肘等
骨质增生性疾病	颈椎骨质增生、腰椎骨质增生、膝关节骨性关节炎、跟骨骨刺等
周围神经疾患	三叉神经痛、面神经麻痹、肋间神经痛、坐骨神经痛、腓总神经麻痹等
内科疾患	神经官能症、气管炎、肺气肿、胃炎、胃下垂、十二指肠溃疡、半身不遂、高血压、冠心病、糖尿病、胆囊炎、腹胀、头痛等
五官疾患	近视、斜视、耳鸣、咽喉炎、鼻窦炎、眼睑下垂等

续表

妇科疾病	功能性子宫出血、月经不调、盆腔炎、痛经、闭经、乳腺炎、产后耻骨联合分离症、子宫脱垂、更年期综合征等
儿科疾患	小儿肌性斜颈、夜尿症、小儿脑瘫痪、小儿麻痹后遗症、小儿消化不良、小儿腹泻等
皮肤科病患	黄褐斑、痤疮等

按摩的禁忌证

皮肤有破损或患有其他会影响按摩施术的皮肤病者不宜按摩。如湿疹、癣、疱疹、脓肿、蜂窝织炎、溃疡性皮肤病、烫伤、烧伤等	孕妇的腰骶部、臀部、腹部不要实施按摩
各种急性传染病患者不能按摩，以免疾病扩散传染和延误治疗	有感染性疾病者如骨髓炎、骨结核、化脓性关节炎、丹毒等，还有化脓性感染及结核性关节炎患者，都不能进行按摩，以免炎症扩散
内外科危重患者如严重心脏病、肝病、肺病患者，急性十二指肠溃疡、急腹症者不宜按摩	各种肿瘤，原发性或继发性恶性肿瘤的患者都不宜做按摩，以免肿瘤细胞扩散
有血液病及出血倾向者如恶性贫血、紫癜、体内有金属固定物等按摩后易引起出血者，都不宜按摩	久病、年老体弱等体质虚弱经不起轻微手法作用者，应慎用按摩，以免造成昏迷或休克
极度疲劳、醉酒后神志不清、饥饿及饭后半小时以内的人也不宜做按摩	诊断不明的急性脊柱损伤或伴有脊髓病症者不宜按摩
妇女经期不宜或慎用按摩	

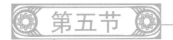

第五节
不宜按摩的人群

○ 年老多病的患者需要静卧调养，不宜按摩。

● 骨骼受伤患者不宜按摩。

○ 皮肤损伤及皮肤病患者，如湿疹、丹毒、脓肿、烫伤以及一些开放性伤口，不可进行按摩。

● 急性软组织损伤导致的局部组织肿胀，不可立即按摩，可先冰敷20分钟以上，然后用棉花置于伤部加压包扎，过了24小时或36小时拆除包扎后再按摩。

○ 血压过高，严重心、肝、肺、肾功能不全的患者，不宜按摩。

● 被诊断患有不明原因的急性脊柱损伤，且同时伴有脊髓损伤症状的患者，不可进行按摩。

○ 患有血友病、白血病等各种容易出血的患者，不可进行按摩。

● 急性阑尾炎、胃穿孔等急症患者，不可进行按摩。

○ 可疑或已经诊断为骨关节或软组织肿瘤的患者，不可进行按摩。

● 各种骨折或者关节脱位患者，不可进行按摩。

○ 久病且体质较弱者不宜按摩。

● 女性经期及妊娠期不宜对腹部、腰骶部和髋部进行按摩。

○ 孕妇不适宜按摩肩井、合谷、三阴交、昆仑等穴。

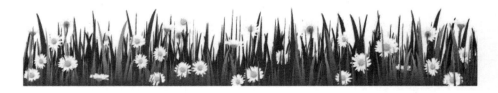

第六节

按摩养生36特效穴

少商穴

位置：将大拇指伸出，以另一手食、中两指轻握，再将另一手大拇指弯曲，以指甲甲尖垂直掐按即是。

▶ 配伍治病

咽喉肿痛：少商配商阳。

功用：清肺止痛，解表退热。

孔最穴

位置：手臂向前，仰掌向上，以另一手握住手臂中段处。用拇指指甲垂直下压即是该穴。左右各有一穴。

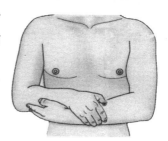

▶ 配伍治病

咳嗽，气喘：孔最配肺俞和尺泽。

咳血：孔最配鱼际。

功用：调理肺气，清热，凉血止血。

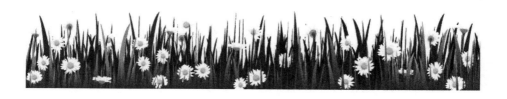

合谷穴

位置：手轻握空拳，弯曲拇指与食指，两指指尖轻触、立拳，以另一手掌轻握拳外，以大拇指指腹垂直下压即是该穴。

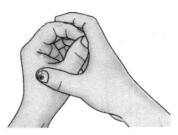

▶ **配伍治病**

头痛：合谷配太阳。

目赤肿痛：合谷配太冲。

鼻疾：合谷配迎香。

功用：镇静止痛，通经活络，清热解表。

曲池穴

位置：正坐，轻抬左臂，屈肘，将手肘内弯时用另一手拇指下压此凹陷处即是。

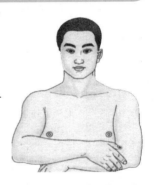

▶ **配伍治病**

感冒发热、咽喉炎、扁桃体炎：曲池配合谷、外关。

上肢瘫痪：曲池配肩髃、外关。

功用：清热和营，降逆活络。

承泣穴

位置：正坐、仰靠或仰卧，眼睛直视前方，食指与中指伸直并拢，中指贴于鼻侧，食指指尖位于下眼眶边缘处，则食指指尖所在之处即是该穴。

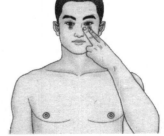

▶ **配伍治病**

目赤肿痛：承泣配太阳。

口眼歪斜：承泣配阳白。

功用：通络，止痛，明目。

人迎穴

位置：正坐或仰靠，拇指与小指弯曲，中间三指伸直并拢，将无名指位于喉结旁，食指指腹所在的位置即是。

▶ 配伍治病

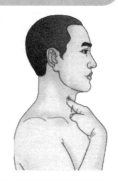

高血压：人迎配大椎、太冲。

功用：消肿利咽，降气平喘。

膻中穴

位置：正坐，伸双手向胸，手掌放松，约成瓢状，掌心向下，中指指尖置于双乳的中点位置即是。

▶ 配伍治病

急性乳腺炎：膻中配曲池、合谷。

急性心肌梗死：膻中配内关、三阴交和巨阙。

功用：募集心包经气血。

内庭穴

位置：正坐屈膝，把脚抬起，放另一腿上，用对侧手之四指置脚掌底托着，手大拇指在脚背，并置于次趾与中趾之间，脚叉缝尽处的凹陷处即是。

▶ 配伍治病

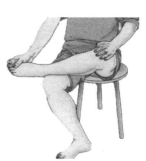

牙龈肿痛：内庭配合谷。

热病：内庭配太冲、曲池、大椎。

功用：通络活血，消食导滞。

三阴交穴

位置：正坐，抬脚置另一腿上，以另一侧手除拇指外的四指并拢伸直，并将小指置于足内踝上缘处，则食指下、踝尖正上方胫骨边缘凹陷处即是该穴。

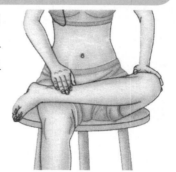

▶ **配伍治病**

肠鸣泄泻：三阴交配足三里。

月经不调：三阴交配中极。

功用：活血调经，通络止痛。

环跳穴

位置：自然站立，或侧卧，伸下足，屈上足，同侧手插腰臀上，四指在前，大拇指指腹所在位置的穴位即是。

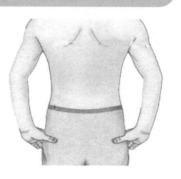

▶ **配伍治病**

下肢痹痛：环跳配殷门、阳陵泉和委中。

风疹：环跳配风池和曲池。

功用：运化水湿。

乳根穴

位置：仰卧或正坐，轻举两手，覆掌于乳房，大拇指在乳房上，其余四指在乳房下，食指贴于乳房边缘，食指指腹所在之处即是。

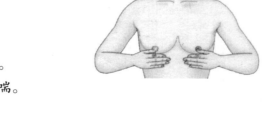

▶ **配伍治病**

乳汁不足：乳根配乳中穴。

功用：通络止痛，降气平喘。

四白穴

位置：先以两手中指和食指并拢伸直，不要分开，然后中指指肚贴两侧鼻翼，食指尖所按之处即是。

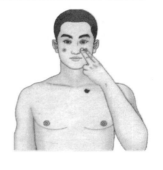

配伍治病

口眼歪斜：四白配阳白、地仓、颊车、合谷。

眼睑瞤动：四白配攒竹。

功用：活血通络，明目退翳。

地仓穴

位置：正坐或仰卧，轻闭口，举两手，用食指指甲垂直下压唇角外侧两旁即是。

▶ 配伍治病

口歪、流涎：地仓配颊车、合谷。

功用：活血祛风。

肩贞穴

位置：双臂互抱，双手伸向腋后，中指指腹所在的腋后纹头之上的穴位即是。

▶ 配伍治病

肩周炎：肩贞配肩髃、肩髎。

上肢不遂：肩贞配肩髎、曲池、肩井、手三里、合谷。

功用：通利耳窍，疏经活络。

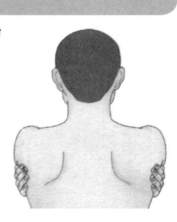

攒竹穴

位置：正坐，轻闭双眼，两手肘撑在桌面，双手手指交叉，指尖向上，将两大拇指指腹由下往上置于眉棱骨凹陷处，则拇指指腹所在之处即是该穴。

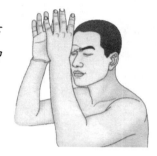

▶ 配伍治病

口眼歪斜、眼睑下垂：攒竹配阳白。

功用：活血通络，明目止痛。

天柱穴

位置：正坐，双手举起，抬肘，掌心朝前，向着后头部，指尖朝上，将大拇指指腹置于后头骨正下方凹处，即大筋外两侧凹陷处，则拇指指腹所在之处即是该穴。

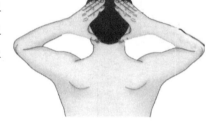

▶ 配伍治病

头痛项强：天柱配大椎。

功用：清热明目，通络止痛。

委中穴

位置：端坐垂足，双手轻握大腿两侧，大拇指在上，其余四指在下，食指放于膝盖里侧，即腿弯的中央，则食指所在之处即是该穴。

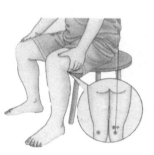

▶ 配伍治病

腰痛：委中配肾俞、阳陵泉、腰阳关、志室、太溪。

便血：委中配长强、次髎、上巨虚、承山。

功用：通络止痛，化气利水。

承山穴

位置：正坐，将欲按摩之脚抬起，置放在另外一腿的膝盖上方。用相对侧的手掌握住脚踝，大拇指指腹循着脚后跟正中（阿里基腱）直上，在小腿肚下，"人"字形的中点处即是该穴。

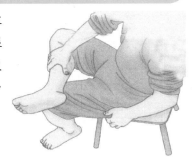

▶ 配伍治病

痔疾：承山配大肠俞。

下肢痿痹：承山配环跳、阳陵泉。

功用：舒筋活络。

涌泉穴

位置：正坐，跷一足于另一膝上，足掌朝上，用另一手轻握，四指置于足背，弯曲大拇指按压处即是。

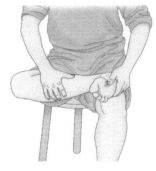

▶ 配伍治病

喉痹：涌泉配然谷。

热病挟脐急痛：涌泉配阴陵泉。

功用：清热止痛，醒神开窍。

肩井穴

位置：正坐，交抱双手，掌心向下，放在肩上，以中间三指放在肩颈交会处，中指指腹所在位置即是。

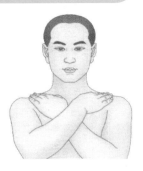

▶ 配伍治病

脚气、足部酸痛：肩井配足三里和阳陵泉。

功用：通经止痛。

天池穴

位置：正坐，举双手，掌心朝向自己胸前，四指相对，用大拇指指腹向下垂直按压即是。

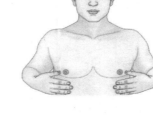

▶ 配伍治病

咳嗽：天池配列缺和丰隆。

胁痛：天池配支沟。

功用：散热降浊。

内关穴

位置：将右手后三个手指头并拢，无名指放在左手腕横纹上，这时右手食指和左手手腕交叉点的中点，就是内关穴。

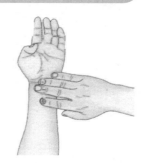

▶ 配伍治病

痛经：内关配三阴交和素髎。

落枕：内关配外关。

功用：和胃降逆，通络止痛。

殷门穴

位置：正坐，双手食指与中指并拢，其他手指弯曲，放于大腿后正中，臀部与膝盖的中间位置，偏上处，则中指所在位置即是。

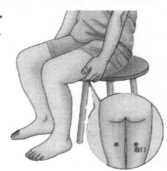

▶ 配伍治病

脾痛：殷门配大肠俞。

功用：舒筋通络，强腰膝。

丝竹空穴

位置：正坐，举双手，四指指尖朝上，掌心向内，大拇指指腹向内，按两边眉毛尾端凹陷之处即是。

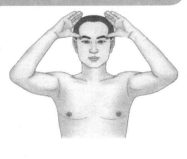

▶ **配伍治病**

牙痛：丝竹空配耳门。

功用：祛风通络，清热止痛。

大椎穴

位置：正坐或俯卧，伸左手由肩上反握对侧颈部，虎口向下，四指扶右侧颈部，指尖向前，大拇指指腹所在位置的穴位即是。

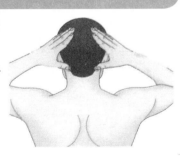

▶ **配伍治病**

虚损、盗汗、劳热：大椎配肺俞。

流脑：大椎配曲池。

功用：泻热通经，行气活血，止痉止痛，强身保健。

风池穴

位置：正坐，举臂抬肘，肘约与肩同高，屈肘向头，双手置于耳后，掌心向内，指尖朝上，四指轻扶头（耳上）两侧，大拇指指腹位置的穴位即是。

▶ **配伍治病**

偏正头痛：风池配合谷和丝竹空。

目痛不能视：风池配脑户。

落枕：风池配天柱、后溪。

功用：祛风解表，清头明目，通利诸窍，熄风安神。

阳陵泉穴

位置：正坐，垂足，约成90°，上身稍前俯，用左手手掌轻握右腿膝盖前下方，四指向内，大拇指指腹所在位置即是。

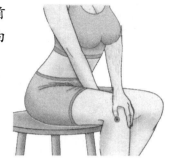

▶ **配伍治病**

半身不遂：阳陵泉配曲池。

胸胁痛：阳陵泉配足三里和上廉。

功用：疏肝利胆，通经活络。

足窍阴穴

位置：正坐，垂足，抬左足跷置于座椅上，伸左手，轻握左脚趾，四指在下，弯曲大拇指，用指甲垂直轻轻掐按穴位即是。

▶ **配伍治病**

神经性头痛：足窍阴配太冲、太溪和内关。

胆道疾患：足窍阴配阳陵泉、期门、支沟和太冲。

功用：清头明目，清热止痛。

肩中俞穴

位置：双手手心向面部一侧，沿脖颈处伸向背部，小指挨着颈项，则中指指腹所在之处即是该穴。

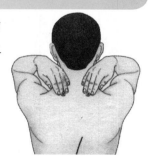

▶ **配伍治病**

肩背疼痛：肩中俞配肩外俞、大椎。

功用：解表宣肺。

丰隆穴
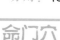

位置：正坐，屈膝垂足，按取外膝眼到外踝尖连线中点处即是。

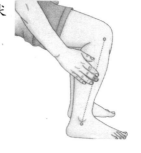

▶ 配伍治病

眩晕：丰隆配风池。

咳嗽痰多：丰隆配肺俞、尺泽。

功用：化痰，通络，活血，止痛。

命门穴

位置：正坐，伸两手至背腰后，大拇指在前，四指在后，左手中指指腹所在位置即是。

▶ 配伍治病

遗精、早泄：命门配肾俞和太溪。

破伤风、抽搐：命门配百会、筋缩和腰阳关。

功用：补肾壮阳，调经固涩，强身健体。

百会穴

位置：正坐，举双手，虎口张开，大拇指指尖碰触耳尖，掌心向头，四指朝上。双手中指在头顶正中相碰触所在穴位即是。

▶ 配伍治病

中风失音：百会配天窗。

小儿脱肛：百会配长强和大肠俞。

功用：升阳举陷，益气固脱。

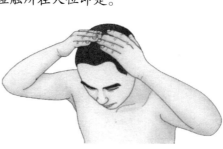

太溪穴

位置：正坐，抬一足置于另一腿膝盖上。用另一手轻握，四指置放脚背，弯曲大拇指按压即是。

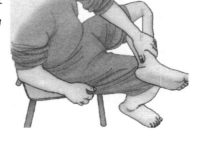

▶ 配伍治病

热病、烦心，足寒：太溪配然谷。

胃胀：太溪配肾俞。

心痛如锥刺：太溪配支沟、然谷。

功用：补肾壮阳，通络止痛。

关元穴

位置：正坐，双手置于小腹，掌心朝下，左手中指指腹所在位置的穴位即是。

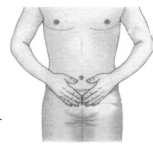

▶ 配伍治病

中风脱证：关元配气海、肾俞和神阙。

虚劳、里急、腹痛：关元配足三里、脾俞和公孙。

功用：培补元气，保健强身。

曲泉穴

位置：屈膝正坐，手掌置于腿的外侧，拇指置于膝盖上，四指并拢置于膝内侧横纹端凹陷处，中指指尖所在的位置即是。

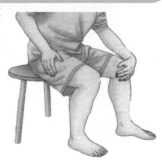

▶ 配伍治病

胆道疾患：曲泉配丘墟和阳陵泉。

痛经：曲泉配归来和三阴交。

功用：清利湿热，通调下焦。

肩髎穴

位置：站立，将两只手臂伸直，肩峰的后下方会有凹陷，肩髎穴就位于此凹陷处。

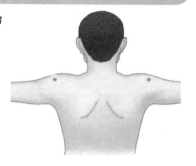

▶▶ 配伍治病

肩臂痛：肩髎配曲池。

肋间神经痛：肩髎配外关和章门。

功用：通络止痛。

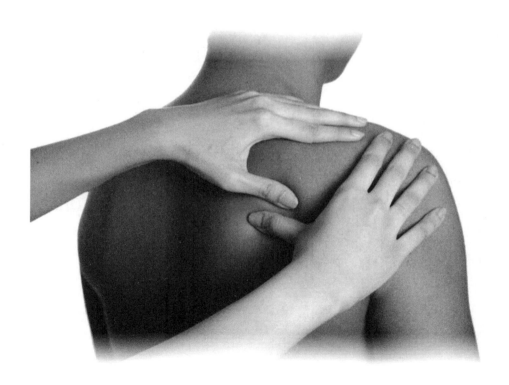

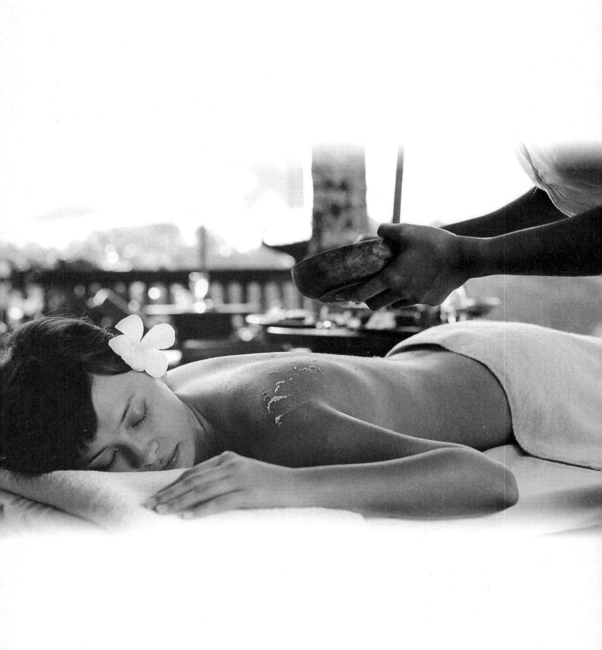

第二章

认识经络穴位

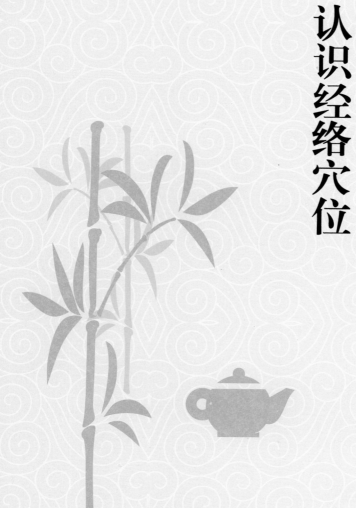

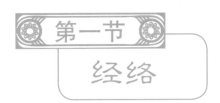

第一节

经络

经络将我们身体里的五脏六腑联系成一个有机整体，保证全身的气血充盈，抗御病邪和保护机体，成为保卫人类健康、对抗疾病的强有力武器。

什么是经络

两千多年来，经络学说一直是中医学指导临床，分析生理、病理，诊断和治疗的主要依据。

《灵枢·经别》在论述经络时指出："夫十二经脉者，人之所以生，病之所以成；人之所以治，病之所以起；学之所始，工之所止；粗之所易，上之所难也。"意思是说，经络不仅能反映人体生理功能和病理变化，还能诊断和治疗疾病。因此，经络并不是一种简单的体表路线。它能沟通内外，贯通上下，将人体各部分的组织器官联系成为一个有机的整体，并借以运行气血，营养周身，使人体各部分的功能活动得以保持协调和相对的平衡。所以，经络是一个"内属于脏腑，外络于肢节"的系统。

经络的主要作用

经络系统密切联系周身的组织和脏器，在生理、病理和诊疗疾病方面都起着重要的作用。

▶ **联络脏腑，沟通内外**

人体的五脏六腑、四肢百骸、五官九窍、皮肉筋骨等组织器官，之所以能保持相对的协调与统一，完成正常的生理活动，主要靠经络系统的联络沟通。

经络中的经脉、络脉、经别、奇经八脉等，纵横交错，入里出表，通上达下，联系人体各脏腑组织；经筋、皮部联系肢体筋肉皮肤；浮络和孙络联系人体各细微部分。这样，经络就将人体联系成了一个有机的整体。

▶ 运行气血，濡养全身

气血是人体生命活动的物质基础，全身各组织器官只有得到气血的滋养和濡润才能完成正常的生理功能。

经络是人体气血运行的通道，能将营养物质输送到全身各组织脏器中，使脏腑组织得到滋养，筋骨得以濡润，关节得以通利。

经络的分布组成

经络系统就像一个包容了经脉、络脉以及与此相关的各组成部分的大家族。其中经脉包括我们常说的十二正经（十二经脉）、奇经八脉以及附属于十二经脉的十二经别。络脉又称为十五络脉，有别络、浮络、孙络之分。

▶ 十二正经

十二正经应用较多，按阴阳分为相对应的四类：

手三阴经：手太阴肺经、手厥阴心包经、手少阴心经，分别由胸沿上肢内侧走向手。

手三阳经：手阳明大肠经、手少阳三焦经、手太阳小肠经，分别由手沿上肢外侧走向头。

足三阳经：足阳明胃经、足少阳胆经、足太阳膀胱经，分别由头部沿躯干、下肢外侧前、后面到足。

足三阴经：足太阴脾经、足厥阴肝经、足少阴肾经，分别由足沿下肢内侧到胸腹前面。

可见，手三阴经由胸到手，手三阳经由手到头，足三阳经由头到足，足三阴经由足到胸腹。如此，连贯全身各部，构成一个循环无端的整体。

六阳经分布于头面、躯干和四肢的外侧，手三阳经在上肢外侧，足三阳经在下肢外侧，手足三阳经在四肢的排列是阳明在前、少阳在中、太阳在后。六阴经分布于胸腹和四肢内侧，手三阴经在上肢内侧，其排列是太阴在前、厥阴在中、少阴在后；足三阴经在下肢内侧，其排列是太阴在前、厥阴在中、少阴在后，但在内踝上8寸以下是厥阴在前、太阴在中、少阴在后。

为什么经络的体表循行是这样分布的呢？

在古代，人们靠种地养活自己，耕地劳作的姿势是"面朝黄土背朝天"。太阳高高地挂在天上，劳作时，头、后背、腰是接受日晒最多的地方，颜色深，按阴阳划分日晒多的自然属阳；相反，脸、胸、腹部对着土地，日晒较少，肤色比较白，属阴。

明白这个道理之后，就能理解人体经脉为什么这样分布了：但凡属阳的经脉，大多都分布在背部、外侧——皮肤较黑的地方；而属阴的经脉，常常分布在胸腹部、四肢内侧——皮肤较白的地方。

但是也有例外的：足阳明胃经分布于属阴的胸腹部，足少阳胆经分布于身体的两侧胁肋部，分布也偏于胸腹部。

我们可以把躯干看作一个肢体，胸腹部在前、胁肋部居中、背部在后，那么阳明经应该在前、少阳经居中、太阳经在后。这样，足太阳膀胱经分布于腰背部也就理所当然了。

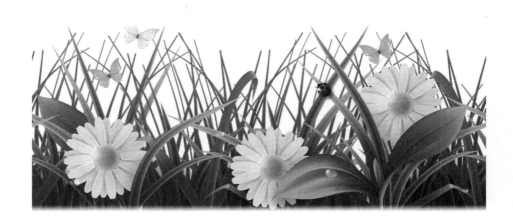

十二正经循行分布情况简表

十二正经		外部	内部
手三阴经	手太阴肺经	上胸外侧（第三侧线上端）→上肢内侧前→拇指	属肺，络大肠
	手少阴心经	腋下→上肢内侧后→小指	属心，络小肠
	手厥阴心包经	乳旁→上肢内侧中→中指	属心包，络三焦
手三阳经	手阳明大肠经	食指→上肢外侧前→肩前→颈→下齿→鼻旁	属大肠，络肺
	手太阳小肠经	小指→上肢外侧后→肩胛→颈→耳前	属小肠，络心
	手少阳三焦经	无名指→上肢外侧中→肩后→颈→耳后→眉梢	属三焦，络心包
足三阳经	足阳明胃经	目下→面周→颈前→胸腹第二侧线→下肢外侧前→次趾末端	属胃，络脾
	足少阳胆经	外眦→头颞→项侧→胁腰侧→下肢外侧中→脚第四趾	属胆，络肝
	足太阳膀胱经	内眦→头顶第一侧线→项后→背腰第一、二侧线→下肢外侧后→小趾	属膀胱，络肾
足三阴经	足太阴脾经	足大趾内→下肢内侧中、前→胸腹第三侧线→腹部	属脾，络胃
	足厥阴肝经	足大趾外→下肢内侧前、中→阴部、胁部	属肝，络胆
	足少阴肾经	足小趾下→足心→下肢内侧后→胸腹第一侧线→舌根	属肾，络膀胱

注：经脉直接联系的脏或腑称为"属"，属脏或腑的经脉又联于其表里的脏或腑，则称为"络"。

▶ 十二正经的命名原理

十二正经又称为十二经脉，指十二脏腑所属的经脉，是经络系统的主体，所以称之为"正经"。十二经脉的名称由手足、阴阳、脏腑组成。首先用手、足把十二经脉分成手六经和足六经；再结合循行于手足、内外、前中后不同部位的阴阳属性，根据阴阳学说而给予不同名称，最后加上所隶属的脏腑名。

▶ 十二正经与五脏六腑的关系

手太阴肺经：肺经主管人的营气和呼吸系统。此经的功能下降时会引起头晕、胸闷、口干、咳嗽、喘息、颈疲劳、手臂酸痛、掌心发热等症状。

手少阴心经：心经主管心脏和大脑及神志方面。当手少阴心经异常时，会出现脸发热及变红、眼发黄、咽喉干燥、臂内侧痛、麻痹，有时还会伴有手心发热、疼痛等症状。

手厥阴心包经：心包经无固定作用，是主管循环系统的经络，有保护心脏的功能。这条经络出现异常时，会出现脸红、胸痛、胸前麻痛等症状。

手阳明大肠经：大肠经主管消化系统、呼吸系统、神经系统及咽喉。这条经出现异常时，会出现牙痛、鼻塞、口干、咽喉痛等，由颈到肩会产生疲劳，同时有皮肤变干、精神不安等症状。

手太阳小肠经：这条经掌管着小肠的活动，与消化系统关系密切。这条经有异常时，会出现眼变黄、听力减弱，还可出现臂疼、麻痹等症状。

手少阳三焦经：三焦经主管淋巴循环和激素，调整着内脏的平衡。如三焦经不畅通，津液的调节功能便无法进行，就会出现腹胀、水肿症状。

足阳明胃经：胃经是掌管消化的经络。这条经有异常时，会引起头痛、鼻塞、便秘、下痢、下肢酸痛。

足少阳胆经：胆经与肝脏功能有关，包括眼尾及耳朵周围。由颈入缺盆部，入胸过膈，络肝属胆，下行到足的外侧，在第四足趾的趾根处为止。这条经络有异常时，会出现脸色不好、皮肤没有光泽、肩臂疼痛等症状。

足太阳膀胱经：膀胱经是十二正经中最长的一条经脉，它与所有的脏器都有关系，五脏、六腑的异常都可反应在此经上。这条经有异常时，头后部会发生疼痛，颈后方、后背、腰、大腿会产生疲劳、冷症，还会出现鼻塞、痔疮等症状。

足太阴脾经：脾经与胃经有表里关系，相助起消化作用。这条经有异常时，胸部下方有重感，会出现嗳气、下痢、放屁、腰足的内侧冷等症状。

足厥阴肝经：肝是保持生命功能的重要部分。这条经有异常时，皮肤会变得粗糙，还会出现腹痛、腰痛。男性的内股根会发生疼痛；女性会发生小腹部肿胀、足痛，严重的还会精神不安、易发怒。

足少阴肾经：肾经主管生殖系统。这条经出现异常时，会出现脸变肿、头晕、食欲不振、全身无力、麻痹等症。

奇经八脉及分布情况简表

名称	分布情况	功能
任脉	人体前正中线	调节全身阴经经气
督脉	人体后正中线	调节全身阳经经气
带脉	环腰一周，状如束带	约束纵行躯干的多条经脉
冲脉	腹部第一侧线	滋养十二经气血
阴维脉	小腿内侧、上行于咽喉	调节六阴经经气
阳维脉	足跟部、上行于颈项	调节六阳经经气
阴跷脉	足跟内侧、上行目内眦	交通一身阴阳之气，调节肢体运动，掌管眼睑开合
阳跷脉	足跟外侧、上行目内眦	交通一身阴阳之气，调节肢体运动，掌管眼睑开合

▶ 奇经八脉中的养生之道

奇经八脉与周身的所有经络联络，因此奇经八脉一旦疏通，全身的气血会更通畅，精力也会越来越充沛。疏通奇经八脉的过程，其实就是强身健体、养生保健的过程，因此很多人开始探寻奇经八脉中的养生之道。

任督二脉作为奇经八脉中最重要的两条脉络，介于水与火、阴与阳之间，对于调节它们的平衡关系有着举足轻重的作用。因此，用奇经八脉养生的最好方法就是打通任督二脉，以更好地强身健体和休养生息。

只有通过缓慢的和日久的运动，逐步使腹内正气饱满，才能打通任督二脉和奇经八脉，从而使"意动形随，内外合一"，使内脏和肌肉的活动达到高度的协调一致。

督脉由人的后正中线上至头面，有"阳脉之海"之称。在头部有许多重要的穴位都属于督脉，如百会穴。

古有言："千遍梳头发不白。"梳头是最简单的健身方法，可对大脑起到积极的按摩保健作用，因此传统医学将梳头作为养生保健的一个重要方面。

▶ 奇经八脉与十二正经的关系

奇经八脉与十二正经有着密切的关系。人体的经络系统就像是地表的江河湖海。十二正经犹如长江、黄河，是主要河流；而奇经八脉就像大江大河边上的湖泊沼泽，或者人工水库。当大江河正值丰水期时，水流灌溢到周边的湖泊水库，湖泊水库把多余的水储存起来，而当大江大河处于枯水期时，湖泊水库又将储存的水资源贡献出来，灌溉我们的五脏六腑，使之一直处于濡养状态中。

由此可见，奇经八脉的循行错综于十二经脉之间，而且与正经在人体多处相互交会，沟通了十二经脉之间的联系，将部位相近、功能相似的经脉联系起来，因而奇经八脉可以蕴涵十二正经气血和调节十二正经盛衰，并起到统摄有关经脉气血、协调阴阳的作用。

●十二经筋

"筋"，《说文解字》解作"肉之力也"，即指坚而有力的肌肉。十二经筋，是指十二经脉之气所濡养的筋肉，随同经脉结聚散布于四肢、头身，其分布范围与十二经脉大体一致。全身筋肉按经络分布部位同样可以分成手足三阴三阳，即十二经筋。

十二经筋同肌肉的关系是很密切的。《黄帝内经》说："宗筋主束骨而利机关也。"说明经筋的作用是联络筋肉，约束骨骼，有利于关节的屈伸，保持人体正常的运动功能。

●十二经别

"十二经别是从十二经脉分出，分布于胸腹和头部，起沟通作用的支脉，又称"别行之正经"。十二经别一般多从四肢肘膝上下的正经分出，分布于胸腹腔和头部。十二经别按阴阳表里关系组成六对，称为"六合"。十二经别沟通了表里两经，加强了经脉与脏腑的联系。

十二经别对某些穴位的作用有一定影响。例如：手厥阴心包经的大陵穴可以改善咽喉病。

●十二皮部

十二皮部是指与十二经脉相应的皮肤部分，属十二经脉及其络脉之气的散布部位。体表皮肤按手足三阴三阳划分，即形成十二皮部。这是十二经脉功能活动反映于人体体表的部位，也是络脉之气散布之所在。

由于十二皮部位于人体最外层，所以是机体卫外的屏障。十二皮部具有抗御外邪、保卫机体和反映病候、协助诊断的作用。这样，皮→络→经→腑→脏，成为疾病传导的层次；脏腑、经络的病变也可反映到皮部。因此，通过外部的诊察和施治可推断和治疗内部的疾病。临床上的皮肤针、刺络、敷贴等法，就是十二皮部养生和治疗理论的应用。

●十五络脉

十二经脉在四肢部各分出一络，再加躯干前的任脉络，躯干后的督脉络及躯干侧的脾之大络，共计十五条，称"十五络脉"。四肢部的十二络脉，主要起沟通表里两经和补充经脉循行不足的作用；躯干部的三络，起渗灌气血的作用。络脉和经别都是经脉的分支，都是加强表里两经间的关系。

所不同的是，经别分布较深，无所属穴位，也无所主病症；络脉分布较浅，各有一络穴，并有所主病症。

络脉按其形状、大小、深浅的不同又有不同的名称："浮络"为浮行于人体浅表部位的络脉，"孙络"则是络脉中最细小的分支。

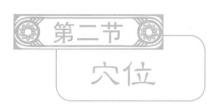

什么是穴位

　　就人体来说，穴位就是经气在经脉中行走时经过的空隙洞穴在体表的反应点。也就是说，穴位是经络气血会合、输注、渗灌的部位，是体表与深部组织器官密切联系、互相疏通的特殊部位。穴位主要分布在经脉上，从属于经，通过经脉向内连属脏腑，人体生命运动最精华之气——"神气"在穴位这一部位游行出入，既向外出，又向内入。因此，穴位就具备了抵御疾病（出）、反应病痛（出）、传入疾病（入）、感受刺激、传入信息（入）等多种功能。穴位具有把人体脏腑经络的气血输注到体表特定部位的作用，是内在疾病反映到体表部位的反应点，也是按摩疗法的刺激部位。

穴位的主要作用

● 预防疾病

　　穴位输注气血向内传入的特性，又是穴位之所以能够改善疾病的基础。在穴位处施以各种按摩手法时，各种刺激能通过穴位、经脉传入体内，从而激发人体的正气，协调平衡阴阳，达到预防和治疗疾病的目的。

近治作用

　　穴位能改善该穴所在部位及邻近组织器官的病症。例如：悬颅、颔厌可改善偏头痛；上肢病痛可以取肩髎、曲池、合谷；下肢病痛则可取环跳、委中等。

　　也就是说，应用经穴诊疗局部体表或邻近内脏疾患，往往可以不受经脉所循线路的制约，而体现出横向的阶段性的局部治疗规律。

远治作用

在十四经穴位中，尤其是十二正经在四肢肘膝以下的穴位，不仅能改善局部病症，而且能改善本经循行所涉及的远隔部位的组织、器官的病症，甚至可改善全身病患。

对十四经穴施行刺激，可治疗本经循行所过远隔部位的组织、器官、脏腑疾病，还可用于全身性远端治疗，如足三里穴既能改善下肢疾病，又可改善上腹部的胃肠疾病。

● 双向调节作用

双向调节作用是指刺激穴位后，由于机体所处的功能状态不同，可以起到不同的调整作用，如刺激天枢穴，既能止泻，又能通便。穴位的这种双向性调整作用，与机体的功能状态和刺激手法有一定的关系。

● 特殊作用

穴位除了有以上作用外，还有其特殊的治疗作用，如八会穴可以改善气、血、筋、脉、骨、髓、脏、腑的病证等。

常用穴位

人体的穴位很多，通常情况下，我们把穴位分成三类：十四经穴、经外奇穴和阿是穴。

● 十四经穴

十四经穴简称"经穴"，是分布在十二正经以及任督二脉上的穴位。共有362个穴位，是穴位中最主要的部分。

《黄帝内经》多处提到"三百六十五穴"之数，但实际其载有穴名者约有160穴；明代《针灸大成》载有359穴，至清代《针灸逢源》，经穴总数才达361个。

2006年发布的中华人民共和国国家标准——GB／T12346—2006《穴位名称与定位》，将印堂穴由经外奇穴归至督脉，使得经穴总数成为362个。

十四条经脉上的穴位有单穴和双穴之分。经穴有固定的经脉、名称和位置。同一条经脉上的穴位，均有治疗本经疾病的作用。其中十二正经穴位均为左右对称的一名双穴；而任脉和督脉上的穴位分布于前后正中线上，一名一穴，为单穴。

● 经外奇穴

经外奇穴是指这些穴位对某些疾病确有疗效，也有固定的名称和位置，但因未归纳到十四经脉系统的穴位里面，故称为十四经脉以外有奇效的穴位，简称经外奇穴。

这些穴位的治疗范围比较单一、特殊，如头面部的太阳穴，小腿上治疗急性单纯性阑尾炎的阑尾穴等。有的奇穴并不是指一个穴位，而是多个穴位的组合，如十宣、八邪、四缝、华佗夹脊等。

● 阿是穴

阿是穴亦称"压痛穴"。通常是指该处既不是经穴，也不是奇穴，只是按压痛点取穴。这些穴位既没有固定名称，也没有固定位置，而是随压痛点或其他反应点而定的。阿是穴多在病变附近，也可在与其距离较远处。因其没有固定的部位，故《扁鹊神应针灸玉龙经》称其为"不定穴"。阿是穴这一名称源于唐代孙思邈所著的《千金要方》一书，"人有病痛，即令捏其上，若果当其处，不问孔穴，即得便快或痛，即云'阿是'，灸刺皆验。"所谓"快或痛"即为敏感反应的意思，因此阿是穴也就是现代所说的压痛点。当按压某一局部时患者反应敏感，出现疼痛、酸胀，发出"啊"的声音，"啊"处即作为施术的穴位，故称阿是穴。

经穴、经外奇穴、阿是穴的比较

穴位的分类	名称	部位	归经	作用
经穴	有	固定	十四经	改善本经、表里经，及其所络属脏腑的病证
经外奇穴	有	固定	无	多数对某些病证有特殊作用
阿是穴	无	不定	无	主要用于缓解穴位局部病证，同时对某些脏腑病证也有较好的缓解作用

具有特殊作用的穴位

在十四经脉穴位中，有许多特殊作用的穴位。根据它们的分布和作用不同，分为五输穴，原穴，络穴，郄穴，腧、募穴，八会穴和八脉交会穴，下合穴等。

● 五输穴

十二正经在四肢、肘、膝关节以下各有五种特殊的穴位，从四肢末端向肘、膝关节分别为井穴、荥穴、输穴、经穴、合穴，这五种穴位被称为"五输穴"。

井穴：井穴：寓意地下泉水初出，微小而浅。井穴是经气始出之处，均位于指（趾）端，用以形容四肢各经的末端穴。井穴是常用的急救要穴，对神志病和心下闷满有很好的改善作用，多用于昏迷、厥证的急救。

荥穴：荥，指小水成流。荥穴是经气稍盛之处，如水之微流。主要用于清泄各经热证，阳经主外热，阴经主内热。

输穴：输，意指水流渐大可输送、灌注。输穴是经气渐盛，如水灌注。阳经输穴可改善各经痛症及循经远道病证；阴经输穴即各经原穴，可以缓解各种风痛。

经穴：经，寓指水流行经较直、较长。经穴是经气正盛运行经过的部位，主要用于循经远道作为配穴，用于寒热、喘咳等症。

合穴：合，寓指水流汇合入深。合穴是经气充盛之处，如水流汇人。阴经合穴用于肠胃等六腑病证，足阳经合穴主要用于腑病，手阳经合穴多用于外经病证。

经脉就像大江大河流淌在我们的身体之中，灌溉着身体的五脏六腑、形体官窍。五输穴更形象地指出了这些大江大河在哪里发源，在哪里会聚，即"所出为井，所溜为荥，所注为输，所行为经，所入为合。"经脉的发源地在井、泉，"气由此而出，如井泉之发，其气正深也"；脉气顺势向下急流，"经脉急流日溜"，称之为荥，"脉气出于井而溜于荥，其气尚微也"；数条小溪流慢慢地会聚灌注，脉气越来越大，所注为输，所行为经；最后会聚成大江大河，深入体内。

● 原穴

原穴是脏腑原气经过和留止的部位。十二正经在腕、踝关节附近各有一个原穴，故名"十二原穴"。在六阳经上，原穴单独存在，排列在输穴之后；六阴经则以输代原。阴经的原穴即本经五输穴的输穴，阳经则于输穴之外另有原穴。原穴在临床上主要用于脏腑疾病的诊断和治疗。具体应用时常用的配伍方法有脏、腑原穴相配，原、络相配，原、输相配等。

● 络穴

络脉在由经脉分出的部位上各有一个穴位，称为络穴。络穴由正经分出，遍布周身，联络表里两经，使阴经与阳经之间表里相通。十二经脉的络穴皆位于四肢的肘和膝关节以下，加之任脉络穴鸠尾位于腹，督脉络穴长强位于尾骶部，脾之大络大包位于胸胁部，共十五穴，称之为"十五络穴"。

由于十二正经的络脉分别走向与之相表里的经脉，故络穴又可改善表里两经的病证。如足太阴络"入络肠胃"，手少阴络"入于心中"。这种联系不仅表明该络脉与内脏在生理功能上的联系，而且还直接表明了该络穴的功效所及。

● 郄穴

郄，是间隙的意思，指经气在深部集聚的部位。在四肢部十二经脉各有一郄穴，奇经八脉中的阴维脉、阳维脉、阴跷脉、阳跷脉也各有一郄穴，合称"十六郄穴"。郄穴可缓解本经循行部位及其所属脏腑的急性病痛。

● 俞、募穴

俞、募穴是五脏六腑之气聚集输注于胸背部的特定穴。脏腑之气输注于背部相应的穴位，称为背俞穴。脏腑之气结聚于胸腹部的穴位称为募穴。俞、募穴局部出现的各种异常反应，如敏感、压痛、结节、凹陷、出血点、丘疹及温度、电阻变化等，常被用来诊察相应的脏腑病证。

● 交会穴

两条或两条以上经脉交会通过的穴位称为交会穴。交会穴大多分布在头面、躯干，可缓解本经及其相联系经脉上的病证。

● 下合穴

下合穴是六腑之气下合于足三阳经的六个穴位，是缓解六腑病证的主要穴位。如足三里可以缓解胃脘痛，下巨虚缓解泄泻，上巨虚缓解肠痈、痢疾，阳陵泉缓解胆痛等。

● 八脉交会穴

八脉交会穴是奇经八脉与十二正经经气相通的八个特定穴，即公孙、内关、后溪、申脉、足临泣、外关、列缺、照海。

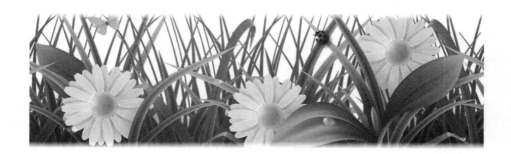

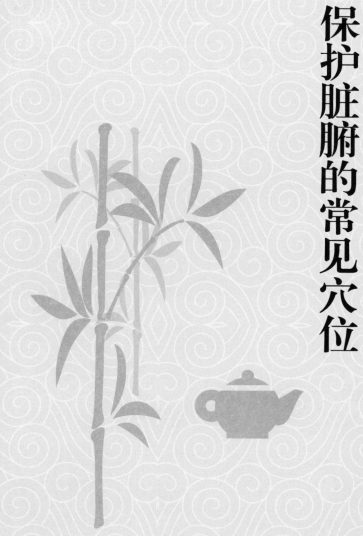

第三章
保护脏腑的常见穴位

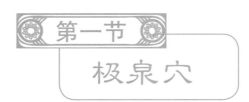

第一节

极泉穴

极，水之高而有源者；泉，心主血脉，如水之流。穴当心经之最高极点处，因名极泉。

主治

1.各种心脏病、心胁满痛。2.长期按压此穴，对臂肘冷寒、肩关节炎、肋间神经痛、心肌炎、心绞痛、黄疸、腋臭等病症，会有很好的调理保健功效。

▶ 精确取穴

腋窝正中，腋动脉搏动处即是。

▶ 取穴技巧及按摩

正坐，手平伸，举掌向上，屈肘，掌心向着自己头部，以另手中指按腋窝正凹陷处。

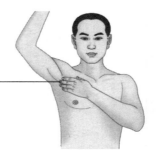

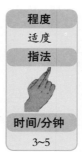

| 程度 |
| 适度 |
| 指法 |
| 时间/分钟 |
| 3~5 |

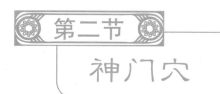

第二节

神门穴

出入之处为门，穴属心经，心藏神，主治神志病；又有神出入门户之意，针灸此穴，可开心气的郁结，使神志得舒，心神有所依附，因名神门。

主治

1.有安神、宁心、通络之效能，主治心烦失眠，采用针灸有特效。2.神门是精气神的进入处，实为治疗心脏疾病的重要穴位。3.长期按压此穴，对糖尿病、扁桃体炎、腕关节运动障碍等病症有很好的调理保健效能。

▶ **精确取穴**

腕横纹尺侧端，尺侧腕屈肌腱的桡侧凹陷处即是。

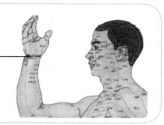

▶ **取穴技巧及按摩**

正坐，伸手、仰掌，屈肘向上约45°，在无名指与小指掌侧向外方，用另手四指握住手腕，弯曲大拇指，指甲尖所到的豆骨下、尺骨端凹陷处即是。

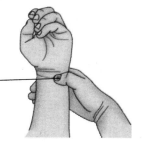

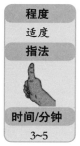

程度
适度
指法
时间/分钟
3~5

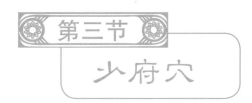

第三节

少府穴

> 聚处为府，此穴属于少阴心经，为经气所聚之处，因名少府。

主治

　　1.有宁神志，调心气之效能，主治一切心脏疾患。如风湿性心脏病、心悸、心律不整、心绞痛等。2.本穴通及心肾，能舒两经抑郁之气，故治妇人生殖器疾病、遗尿、尿闭。3.长期按压此穴，对前臂神经麻痛、掌中热等病症，会有很好的调理保健效能。

▶ **精确取穴**

人体的手掌面，第四、五掌骨之间即是。

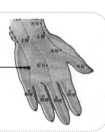

▶ **取穴技巧及按摩**

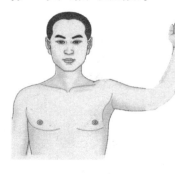

正坐伸手、仰掌、屈肘向上约45°，拇指以外，其余四指屈向掌中，当小指与无名指指尖之中间与感情线交会处即是。

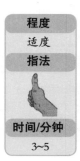

程度
适度
指法

时间/分钟
3~5

第四节

太白穴

太，大的意思；白，肺的颜色，气也；"太白"的意思就是脾经的水湿云气在此吸热蒸升，化为肺金之气。此处穴位的物质是从大都穴传来的天部水湿云气，到达此处穴位后，受长夏热燥汽化蒸升，在更高的天部层次化为金性之气，所以称太白穴。

主治

1.经常按摩、捶打此处穴位，能够治疗各种脾虚，如嗜睡乏力、困倦、不思饮食、语声低微等。2.还可以治疗肠鸣、腹胀、腹泻、胃痛、便秘等脾胃病症。

▶ 精确取穴

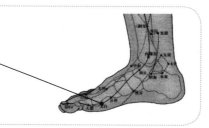

足内侧缘，足大趾本节（第一跖骨关节）后下方赤白肉际凹陷处即是。

▶ 取穴技巧及按摩

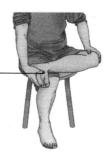

正坐，把脚抬起，放置另一大腿上，以另一侧手的大拇指按脚的内侧缘靠近足大趾的凹陷处。

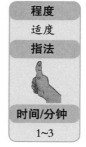

程度
适度
指法
时间/分钟
1~3

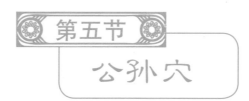

第五节

公孙穴

"公"俗称为"祖",祖有本源之意;"孙"俗称为"小",小有微传之意。该穴为脾经之络穴,从此别走足胃经经脉,而脾在五行属土,土居中州,能灌溉四旁,故将脾经络穴以公孙名其穴。

主治

1.本穴理脾胃、调冲脉,可治胃痛、腹痛、呕吐、腹泻、痢疾。2.并治生理痛、月经不调、足踝痛、颜面浮肿、食欲不振等病症。3.长期按压此穴,对胸闷、腹胀,能有很好的调理保健作用。

▶ 精确取穴

足内侧第一跖骨基底部前下缘,第一趾关节后1寸处即是。

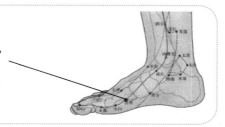

▶ 取穴技巧及按摩

正坐,将左足跷起放在右腿上。将另一侧手的食指与中指并拢,中指位于足内侧大趾的关节后,则食指所在位置即是。

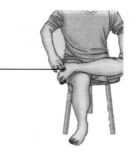

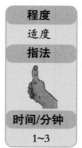

程度
适度
指法
时间/分钟
1~3

第六节

周荣穴

　　周，遍布、环绕的意思；荣，指草类开花或者谷类结穗时的茂盛状态；"周荣"的意思是说脾经的地部水湿大量蒸发，并化为天部之气。本穴的物质来源于从上部区域流散至此的地部水液，到达本穴的地部水液受心室外传之热的作用，又大量汽化上行天部，于是汽化之气如同遍地开花之状，脾土还原为本来的燥热之性，所以名为"周荣穴"。

主治

　　1.此处穴位具有升发脾气、止咳平喘的作用。2.按揉此穴，对咳嗽、气逆、胸胁胀满具有明显疗效。

▶ 精确取穴

胸外侧部，当第二肋间隙，距前正中线6寸之处即是。

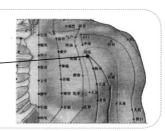

▶ 取穴技巧及按摩

仰卧或正坐，将右手食、中、无名三指伸直并拢，指尖朝左，将食指放在左胸窝上，锁骨外端下，则无名指所在之处即是。

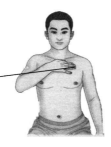

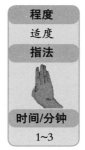

程度
适度
指法
时间/分钟
1~3

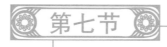

第七节

府舍穴

府，脏腑的意思；舍，来源之意。"府舍"的意思是说此处穴位的气血来自于体内脏腑。三焦内部，各脏器外溢的水液因三焦包膜的约束而存在于三焦之内，在地球重力的作用下，三焦内的水液聚集在腹下部，水液达到了腹部内外通孔的高度后，就会循腹部内外通孔溢向体表，因此本穴称为足太阴与阴维交会之处。

主治

1.此穴具有润脾燥，升脾气的作用。2.经常按揉此穴，能够缓解腹痛、疝气等症状。

▶ 精确取穴

人体的下腹部，当脐中下4寸，冲门穴上方0.7寸，距前正中线4寸处即是。

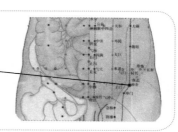

▶ 取穴技巧及按摩

正坐或仰卧，右手五指并拢，将拇指放于肚脐处，找出肚脐正下方小指边缘之处，以此为基点，再将右手手指向下，拇指放于此点处，则小指边缘之处即是此穴。以此法找出左边穴位。

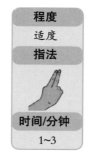

程度
适度
指法
时间/分钟
1~3

第八节
足三里穴

主治腹部上、中、下三部之症，故名三里，又因它位于下肢，为了和手三里区别，因此称"足三里"。其二，里、居也，穴在膝下三寸（太素，杨上善注：一寸一里也），胫骨外侧而居，故名。其三，日本人代田文志所作的《针灸真髓》认为：三里治脾、胃、肾有效，故名。

主治

1.能够理脾胃，调气血、补虚弱，主治一切胃病。2.对急慢性胃炎、胃溃疡、消化不良、胃痉挛、食欲不振，以及急慢性肠炎、便秘等有很好的疗效。

▶ 精确取穴

外膝眼下3寸，距胫骨前嵴1横指，当胫骨前肌上即是。

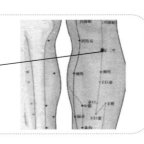

▶ 取穴技巧及按摩

正坐，屈膝90°，手心对髌骨（左手对左腿，右手对右腿），手指朝向下，无名指指端处即是该穴。

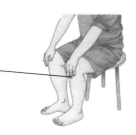

程度
适度
指法
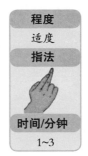
时间/分钟
1~3

第九节

天枢穴

依据《易理·阴阳五行学说》："脾胃为后天之本，五行属土。"此穴是足阳明胃经经脉脉气发出的部位，并且位于胃经的枢纽位置，故名之。以天枢喻作天地之气相交之中点，正居人身之中点，应天枢之星象，故名天枢。

主治

1.天枢穴调理肠胃、调经止痛，主治便秘、腹泻、肠鸣等病症。2.对于腹痛、虚损劳弱、伤寒等疾病，也有很好的治疗作用。3.对月经不调、痛经等妇科疾病有很好的效果。

▶ 精确取穴

腹中部，平脐中，距脐中2寸处即是。

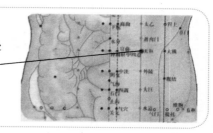

▶ 取穴技巧及按摩

仰卧或正坐，双手手背向外，拇指与小指弯曲，中间三指并拢，以食指指腹贴于肚脐，无名指所在之处即是。

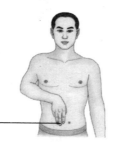

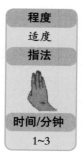

程度

适度

指法

时间/分钟

1~3

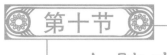

上脘穴

上，上部的意思；脘，空腔的意思；"上脘"的意思是指胸腹上部的地部经水在此聚集。本穴物质为胸腹上部下行而至的地部经水，聚集本穴后再寻任脉下行，经水由此进入任脉的巨空腔，所以名为"上脘"。

主治

1.按摩这个穴位，具有和胃降逆、化痰宁神的作用。2.长期按摩此穴，对反胃、呕吐、食不化、胃痛、腹胀、腹痛、胃炎、胃扩张具有良好的疗效。

▶ **精确取穴**

该穴位于人体的上腹部，前正中线上，当脐中上5寸。

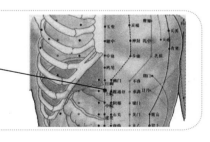

▶ **取穴技巧及按摩**

正坐，伸双手向胸，手掌放松，约成瓢状，掌心向下，中指指尖所在位置的穴位即是。

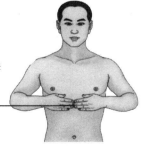

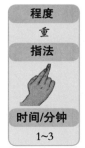

程度
重
指法
时间/分钟
1~3

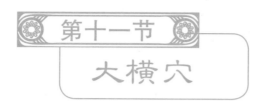

第十一节 大横穴

平线为横，谓旁侧也，本穴平脐，在肚脐之两旁侧，古之养生家谓"脐下为横津"。横津者，即腹内横通之径路也，相当于现代生理学的横行结肠，故名"大横"。

主治

1.本穴主治大肠疾患，尤其对习惯性便秘、腹胀、腹泻、小腹寒痛、肠寄生虫等病症，有很好的调理功效。2.长期按压此穴，对多汗、四肢痉挛、肚腹肥胖等症，也有很好的调理与保健效能。

▶ 精确取穴

人体的腹中部，距脐中4寸处即是。

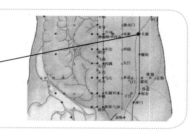

▶ 取穴技巧及按摩

正坐或仰卧，右手五指并拢，手指朝下，将拇指放于肚脐处，则小指边缘与肚脐所对之处即是。再依此法找出左边穴位。

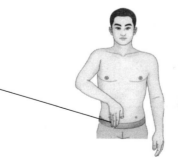

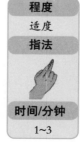

程度
适度
指法
时间/分钟
1~3

第十二节

神阙穴

神，尊、上、长的意思，这里指父母或先天；阙，牌坊的意思。"神阙"的意思是指先天或前人留下的标记。此穴位也称"脐中""脐孔""脐舍穴""命蒂穴"等。

主治

1.按摩这个穴位，有温阳固脱的作用，对小儿泻痢有特效。

2.按摩这个穴位，能够治疗急慢性肠炎、痢疾、脱肛、子宫脱垂、水肿、中风、中暑、肠鸣、腹痛、泻痢不止等。

▶ 精确取穴

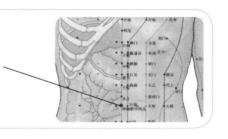

该穴位于人体的腹中部，脐中央。

▶ 取穴技巧及按摩

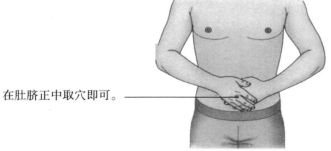

在肚脐正中取穴即可。

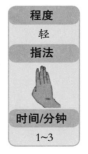

程度
轻
指法
时间/分钟
1~3

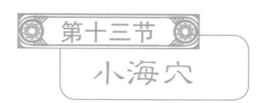

第十三节 小海穴

小与大相对，海，指穴内气血场覆盖的范围广阔如海。因为小肠与胃相连，胃为水谷之海，又以六经为川，肠胃为海，此处穴位是小肠经脉气汇合之处，比喻小肠之海，气血场的范围极大，故名小海。

主治

1.长期按摩这个穴位，可以润肠补气、活血通络、清热消肿。
2.长期按压此穴，可以治疗听觉麻痹、下腹痛、四肢无力等病症。

▶ 精确取穴

人体的肘内侧，当尺骨鹰嘴与肱骨内上髁之间凹陷处即是。

▶ 取穴技巧及按摩

伸臂屈肘向头，上臂与前臂约成90°。另手轻握肘尖，大拇指指腹所在的两骨间即是该穴。

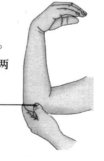

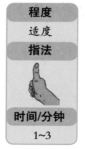

程度
适度
指法
时间/分钟
1~3

第十四节

滑肉门穴

此穴在腹部软肉处，又可润滑脾胃之门，故曰滑肉门。灵活为滑，以其舌为滑利之肉，该穴主治吐舌、舌强之疾，因名。此穴近肝脾之处，肝主脂，脾主肉，对于肥胖者去肉、脂肪有很好的效果，因而得名。

主治

1.按摩此穴，可以健美减肥、润滑肠胃。2.长期按压本穴，对慢性胃肠病、呕吐、胃出血、月经不顺、不孕症、肠套叠、脱肛等病症，有很好的调理保健效能。

▶▶ 精确取穴

人体的上腹部，当脐中上1寸，距前正中线2寸处即是。

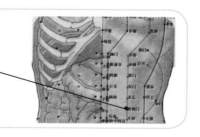

取穴技巧及按摩

仰卧或正坐，拇指与小指弯曲，中间三指伸直并拢，手指朝下，以食指第一关节贴于肚脐之上，则无名指第二关节所处位置即是该穴。

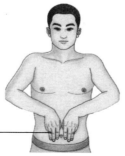

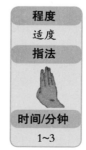

| 程度 |
| 适度 |
| 指法 |
| 时间/分钟 |
| 1~3 |

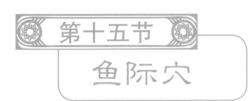

第十五节
鱼际穴

鱼际穴位于大拇指后内侧赤白肉际，隆起如鱼形的肌肉之中，因此穴在该块隆起的边际凹陷处，故名鱼际。

主治

1.按摩此穴，可以调理肺气、清热泻火、止咳平喘、解表宣肺。2.长期按压此穴，对于头痛、眩晕、心悸、胃出血、咽喉炎、咳嗽、汗不出、腹痛、风寒、脑溢血、脑缺血等病症，有很好的调理保健效能。

▶ **精确取穴**

拇指本节（第一掌指关节）后凹陷处，约当第一掌骨中点桡侧，赤白肉际处即是。

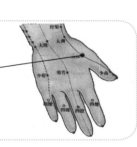

▶ **取穴技巧及按摩**

以一手手掌轻握另手手背，弯曲大拇指，以指甲尖垂直下按第一掌骨侧中点的肉际即是。

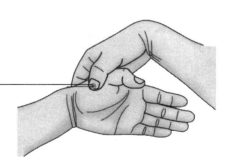

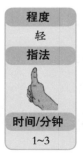

程度
轻
指法
时间/分钟
1~3

第十六节

中府穴

中，指中焦；府，是聚集的意思。手太阴肺经之脉起于中焦，此穴为中气所聚，又为肺之募穴，藏气结聚之处。肺、脾、胃合气于此穴，所以名为中府。又因位于膺部，为气所过的俞穴，所以又称膺俞。

主治

1.此穴可以肃降肺气，止咳平喘。2.按摩此穴可以泻除胸中及体内的烦热，是支气管炎及气喘的保健特效穴。3.长期按压此穴，对于支气管炎、肺炎、咳嗽、气喘、胸肺胀满、胸痛、肩背痛等病症，具有很好的调理保健功效。

▶ 精确取穴

胸前壁的外上方，云门穴下1寸，前正中线旁开6寸，平第一肋间隙处即是。

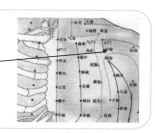

▶ 取穴技巧及按摩

正坐或仰卧，将右手三指（食、中、无名指）并拢，放在胸窝上、中指指腹所在的锁骨外端下即是。

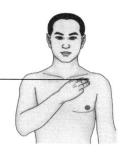

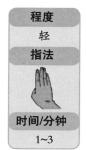

程度
轻
指法
时间/分钟
1~3

第十七节
扶突穴

　　"扶"是扶持、帮助的意思；"突"的意思是"冲"。这个穴位的意思是大肠经的经气在外部热气的帮助下上行天部。因为此穴的物质是天鼎穴蒸发上行的水湿之气，水湿之气滞重，行到这里时无力上行于天，于是在心的外散之热的扶持下得以上行，所以名为"扶突穴"。

丰治

　　1.能够清润肺气、平喘宁嗽、理气化痰。2.经常按摩这个穴位，能够治疗咳嗽、气喘、咽喉肿痛等。

▶ 精确取穴

人体的颈外侧部，结喉旁，当胸锁乳突肌前、后缘之间处即是。

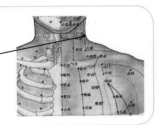

▶ 取穴技巧及按摩

双手拇指弯曲，其余四指并拢，手心向内，小指位于喉结旁，食指所在位置即是。

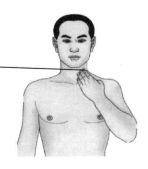

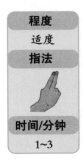

程度
适度
指法
时间/分钟
1~3

第十八节
迎香穴

言鼻从此迎香而入，又肺开窍于鼻，本穴可治鼻塞不闻香臭，因名迎香。

主治

1.本穴主治鼻症，如鼻腔闭塞、嗅觉减退、鼻疮、鼻内有息肉等。2.长期按压此穴，对于颜面神经麻痹、颜面组织炎、喘息、唇肿痛、颜面痒肿等病症，有很好的调理保健功效。

▶ 精确取穴

人体面部，在鼻翼旁开约0.5寸皱纹中即是。

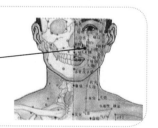

▶ 取穴技巧及按摩

正坐，双手轻握拳，食指、中指并拢，中指指尖贴鼻翼两侧，食指指尖所在之处即是。

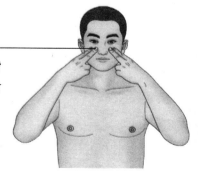

程度
适度
指法
时间/分钟
1~3

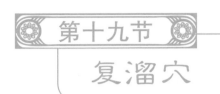

第十九节
复溜穴

> 复是返还的意思；溜，通作流。本穴位居照海之次，是足肾经脉气所行之经穴，足肾经之脉，至照海而归聚为海，并注输生发为阴维脉，至本穴复返而溜行，故名复溜。

主治

1.本穴能调肾气、清湿热，主治肾炎、睾丸炎、功能性子宫出血、尿路感染、白带过多。2.常按揉此穴，对于腹胀、泄泻、水肿、盗汗、热汗不出、脚气、腰痛等，都会有很好的保健调理功能。

▶ 精确取穴

复溜穴位于人体的小腿里侧，脚踝内侧中央上二指宽处，胫骨与跟腱间。

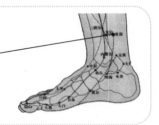

▶ 取穴技巧及按摩

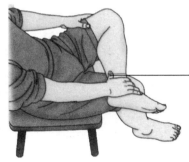

正坐、垂足，将一足抬起，跷放另一足膝盖上。再以另手轻握，四指放脚背，大拇指指腹所压之处即是。

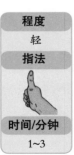

程度
轻
指法
时间/分钟
1~3

第二十节

中极穴

中，与外相对，这里指穴内；极，屋的顶部横梁；"中极"的意思是指任脉气血在此达到了天部中的最高点，故名"中极"，也称"气原穴""玉泉穴""气鱼穴"等。

主治

1.按摩这个穴位，有助气化、调胞宫、利湿热的作用，能治疗遗精、阳痿、月经不调、痛经、带下、子宫脱垂、早泄、水肿等病症。2.长期按摩这个穴位，对遗溺不禁、疝气、不孕、崩漏、白浊、阴痛、阴痒等症状，也具有很好的调理和保健作用。

▶ 精确取穴

位于下腹部，前正中线上，当脐中下4寸。

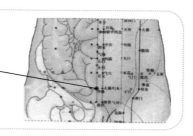

▶ 取穴技巧及按摩

双手置于小腹，掌心朝下，左手中指指腹所在的位置即是。

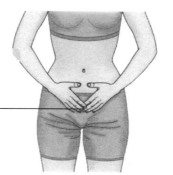

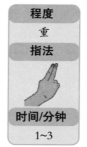

程度
重

指法

时间/分钟
1~3

第二十一节
关元穴

穴在脐下3寸，为男子藏精、女子蓄血之处，是人身之关要真元之所存，元气（元阴、元阳）交关之所，穴属元气之关隘，故名关元。

主治

1.有培肾固本、调气回阳之效能，主治阳痿、早泄、月经不调、崩漏、带下、不孕、子宫脱垂、经闭、遗精、全身衰弱。2.长期按压此穴，对腹泻、腹痛、痢疾、小便不利、尿闭、尿路感染、肾炎等病症，有很好的调理保健效能。

▶ 精确取穴

该穴位于下腹部，前正中线上当脐中下3寸。

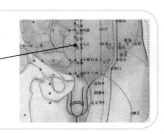

▶ 取穴技巧及按摩

正坐，双手置于小腹，掌心朝下，左手中指指腹所在位置的穴位即是。

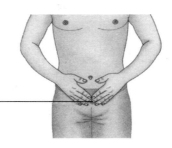

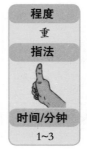

程度
重

指法

时间/分钟
1~3

第二十二节
太冲穴

肝也，其原气出于太冲，本穴为肝经之原穴。太，大也；冲者通道也。喻本穴为肝经大的通道所在，亦即原气所居之处，故以为名。

主治

1.有清肝熄风、疏肝理气、活血止痛之效能，主治头痛、眩晕、高血压、失眠。2.长期按压此穴，对月经不调、乳腺炎、胁痛、胃痛、腹痛、痛经、外阴痛、便秘等病症，有很好的调理保健的效能。

▶ 精确取穴

该穴位于人体脚背部第一、二跖骨结合部之前凹陷处。

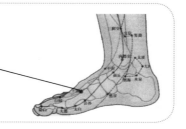

▶ 取穴技巧及按摩

正坐，垂足，曲左膝，举脚置座椅上、臀前，举左手，手掌朝下置于脚背，弯曲中指，中指指尖所在的位置即是。

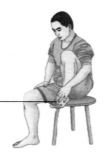

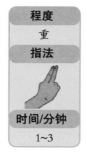

程度
重
指法
时间/分钟
1~3

第二十三节
章门穴

章门者是五脏（肝、心、脾、肺、肾）之气出入交经的门户，并为主治五脏病变之门户，故名章门。

主治

1.本穴为五脏精气之会穴，有疏肝行气之特效，主治心胸郁闷、胃痉挛，肝气瘀结、胸胁疼痛。2.长期按压此穴，对肝脾肿大、肝炎、肠炎、泄泻、腹胀、呕吐等病症，有很好的调理保健效能。

▶ 精确取穴

该穴位于人体的侧腹部，当第11肋游离端的下方。

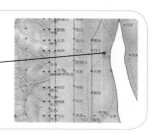

▶ 取穴技巧及按摩

正坐或仰卧，双手掌心向下，指尖朝下，放在双乳下，肋骨上。用大拇指、食指直下掌根处，所按形状像条鱼一般肉厚处即是。

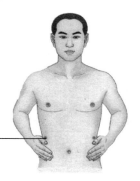

程度
轻
指法
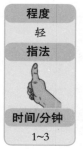
时间/分钟
1~3

第二十四节
期门穴

期，周一岁也，岁有十二月、三百六十五日，肝经为十二经脉（应十二月）之终，期门为三百六十五穴（应一年之白）之终，故以期名。又本穴为人之气血归人的门户，故名期门。

主治

1.有疏肝、利气、化积通瘀之效能，主治肋间神经痛、肝炎、胆囊炎、胸胁胀满。长期按压此穴，对腹胀、呕吐、乳痈等病症，有很好的调理保健效能。

▶ 精确取穴

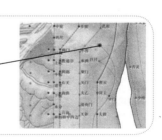

该穴位于胸部，当乳头直下，第六肋间隙，前正中线旁开4寸。

▶ 取穴技巧及按摩

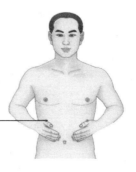

正坐，举双手，掌心向下，指尖相对，放在双乳下，肋骨上，大拇指、食指直下掌根处的鱼际所按穴位即是。

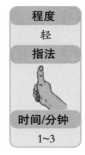

程度
轻
指法
时间/分钟
1~3

第二十五节

合谷穴

别名虎口，属于手阳明大肠经之原穴，出自《灵枢·本输》。合谷。合，汇也，聚也。谷，两山之间的空隙也。合谷名意指大肠经气血会聚于此并形成强盛的水湿风气场。本穴物质为三间穴天部层次横向传来的水湿云气，行至本穴后，由于本穴位处手背第一、二掌骨之间，肌肉间间隙较大，因而三间穴传来的气血在本穴处汇聚，汇聚之气形成强大的水湿云气场，故名合谷。

主治

镇静止痛，通经活络。合谷穴是全身反应最大的刺激点。本穴适用于口部和面部五官的疾病，对于头痛、牙痛、感冒很有疗效。对肠胃不适的各种症状、生理疼痛也可明显缓解，还可以消除青春痘、改善眼袋和皮肤粗糙，是应用范围较广的穴位之一。

▶ **精确取穴**

手背，第一、二掌骨间，第二掌骨桡侧的中点处。

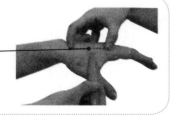

▶ **取穴技巧及按摩**

确定此穴时应让患者侧腕对掌，自然半握拳，合谷穴位于人体的手背部位，第二掌骨中点，拇指侧。（或在手背，第一、二掌骨间，第二掌骨桡侧的中点），再介绍一种简易找法：将拇指和食指张成45°角时，位于骨头延长角的交点即是此穴。

第二十六节

承泣穴

又叫鼷穴，面髎穴，溪穴。

承泣：承，受也。泣，泪也、水液也。承泣名意指胃经经脉气血物质由本穴而出。胃经属阳明经，阳明经多气多血，多气，即是多气态物，多血，血为受热后变为的红色液体，也就是既多液又多热。胃经的体表经脉气血运行是由头走足，为下行，与其构成无端循环的胃经体内经脉部分，气血物质的运行则为散热上行。本穴物质即为胃经体内经脉气血上行所化，在体内经脉中，气血物质是以气的形式而上行，由体内经脉出体表经脉后经气冷却液化为经水，经水位于胃经之最上部，处于不稳定状态，如泪液之要滴下，故名承泣。

主治

疏风清热，明目止痛。承泣穴适用于眼部疾病，能有效改善视力下降、眼睛酸痛流泪、夜盲症、眼睛充血、头昏眼花等。

▶ 精确取穴

在面部，眼球与眶下缘之间，瞳孔直下。

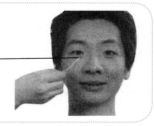

▶ 取穴技巧及按摩

正坐位，直视前方，瞳孔直下0.7寸处，下眼眶边上。

正坐位，直视前方，在面部，瞳孔正下方，在眼球与眶下缘之间，即为本穴。

第二十七节

四白穴

四，数词，指四面八方，亦指穴所在的周围空间。白，可见的颜色、肺之色也。该穴名意指胃经经水在本穴快速气化成为天部之气。本穴物质为承泣穴传来的地部经水，其性温热，由地部流至四白时，因吸收脾土之热而在本穴快速气化，气化之气形成白雾之状充斥四周，且清淅可见，故名。

主治

散风明目，通经活络。四白穴可辅助治疗三叉神经痛与眼部疾病，缓解头痛或晕眩，预防近视，消除眼部疲劳、浮肿，还能增加肌肤弹性、消除脸部皱纹。

▶ 精确取穴

在面部，瞳孔直下，眶下孔处。

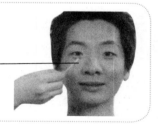

▶ 取穴技巧及按摩

正坐位，直视前方，瞳孔直下，在眶下孔凹陷处，按之有酸胀感。

第二十八节

地仓穴

　　地，脾胃之土也。仓，五谷存储聚散之所也。该穴名意指胃经地部的经水在此聚散。本穴物质为胃经上部诸穴的地部经水汇聚而成，经水汇聚本穴后再由本穴分流输配，有仓储的聚散作用，故名。

　　地仓，出《针灸甲乙经》。别名会维、胃维，属足阳明胃经，阳跷、手足阳明之会。

主治

　　散风明目，通经活络。四白穴可辅助治疗三叉神经痛与眼部疾病，缓解头痛或晕眩，预防近视，消除眼部疲劳、浮肿，还能增加肌肤弹性、消除脸部皱纹。

▶ 准确定位

在面部，瞳孔直下，眶下孔处。

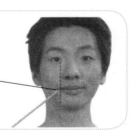

▶ 取穴技巧及按摩

　　正坐位，直视前方，瞳孔直下，在眶下孔凹陷处，按之有酸胀感。

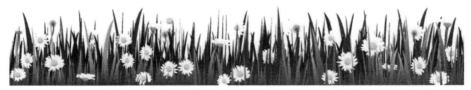

第二十九节

人迎穴

人迎穴是足阳明胃经的常用腧穴之一，出自于《灵枢·本输》，别名天五会、五会。

人，民众也，指胸腹部。迎，迎受也。人迎名意指胃经气血由本穴向胸腹以下的身体部位传输。本穴物质为地仓穴分流传来的地部经水，其传输部位是头部以下的胸腹手足。与大迎穴传送上头的气血相比，头部为君，其所受气血为大、为尊，胸腹手足部则为民，气血人迎穴所在经络穴位示意物质的配送方式不同，故本穴名为人迎。

主治

利咽散结，理气降逆。人迎穴对气喘、支气管炎、高血压、痛风、关节炎、风湿病、心悸、慢性胃炎、黄疸、甲亢等慢性病症均有良好的改善作用。指压人迎穴也能使血液循环顺畅，使脸部的小皱纹消失。

▶ 精确取穴

在颈部，平喉结，喉结旁开1.5寸，胸锁乳突肌前缘，颈总动脉搏动处。

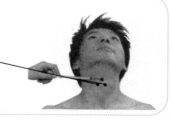

▶ 取穴技巧及按摩

正坐，头微抬，在颈部，喉结旁1.5寸，胸锁乳突肌前缘，颈总动脉搏动处。

第三十节

乳根穴

乳根。乳，穴所在部位也。根，本也。该穴名意指本穴为乳房发育充实的根本。本穴物质为胃经上部经脉气血下行而来，由于气血物质中的经水部分不断气化，加之膺窗穴外传体表的心部之火，因此，本穴中的气血物质实际上已无地部经水，而是火生之土。由于本穴中的脾土微粒干硬结实，对乳上部的肌肉物质（脾土）有承托作用，是乳部肌肉承固的根本，故名。

主治

通乳化瘀，宣肺理气。本穴属足阳明胃经，足阳明乃多气多血之经，又因本穴在胸部乳房下乳根部，具有宣肺、利气、通乳的功效，故可用于缓解胸部乳房诸疾患。长期按压可改善乳汁分泌不足、乳腺炎等。

▶ 精确取穴

在胸部，第5肋间隙，距前正中线4寸。

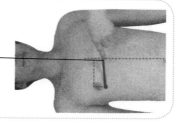

▶ 取穴技巧及按摩

仰卧位，在胸部，男性当乳头直下，女性沿锁骨中线，第5肋间隙，距前正中线4寸处，按压有明显的酸胀感。

第三十一节

丰隆穴

丰隆穴系足阳明胃经的络穴。丰即丰满，隆指突起，足阳明经多气多血，气血于本穴会聚而隆起，肉渐丰厚，故名之。《会元针灸学》云：丰隆者，阳血聚之而隆起，化阴络，交太阴，有丰满之象，故名丰隆。

主治

健脾化痰，和胃降逆。丰隆穴有化痰和胃的功效，经常按揉本穴，可以有效改善痰多、咽痛、气喘、咳嗽、胸闷、头晕、头痛、心烦、下肢疼痛、便秘等症状，亦可缓解胃部不适。

▶ 精确取穴

在小腿外侧，外踝尖上8寸，胫骨前肌前缘约2横指（中指）处。

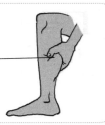

▶ 取穴技巧及按摩

坐位屈膝，先确定犊鼻的位置，取犊鼻与外踝尖连线的中点，在腓骨略前方肌肉丰满处，按压略有沉重感。

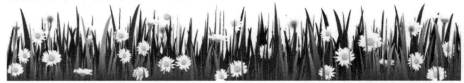

第三十二节

内庭穴

内，入也；庭，指门庭。穴在足背第二、三趾间缝纹端，趾缝如门，喻穴在纳入门庭之处，故名内庭。内庭穴是足阳明胃经的常用腧穴之一，出自于《灵枢·本输》。

主治

清胃泻火，理气止痛。本穴对脚痛、膝盖酸痛、脚麻特别有效，也可改善脾胃虚弱、腹胀、消化不良、牙痛、手脚冰冷等症状。

▶ 精确取穴

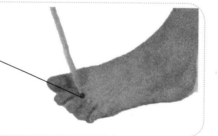

在足背，第二、三趾间，趾蹼缘后方赤白肉际处。

▶ 取穴技巧及按摩

正坐，在足背，第二、三趾间，趾蹼缘后方赤白肉际处，按压有酸胀感。

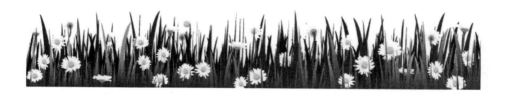

第三十三节
三阴交穴

三阴交穴，名意指足部的三条阴经中气血物质在本穴交会。三阴，足三阴经也。交，交会也。本穴物质有脾经提供的湿热之气，有肝经提供的水湿风气，有肾经提供的寒冷之气，三条阴经气血交会于此，故名三阴交穴（三阴交为立体交会，依肝、脾、肾为浅深层次）。

主治

健脾和胃，调经止带。三阴交穴主要用于调理腹泻、腹胀、消化不良、胃肠虚弱等胃肠道疾病，以及月经不调、白带增多、闭经、子宫下垂、遗精、阳痿、尿道炎、遗尿等泌尿生殖系统疾病。另外，点按此穴还可促进睡眠，缓解腿部酸痛等。

▶ 精确取穴

在小腿内侧，内踝尖上3寸，胫骨内侧缘后际。

▶ 取穴技巧及按摩

侧坐垂足，在内踝尖直上4横指（即3寸）处，胫骨内侧面后缘，按压有酸胀感。

第三十四节
少冲穴

少冲。少，阴也。冲，突也。少冲名意指本穴的气血物质由体内冲出。本穴为心经体表经脉与体内经脉的交接之处，体内经脉的高温水气以冲射之状外出体表，故名少冲。

主治

清热熄风，醒神开窍。少冲穴常用于各种疾病的急救，有醒脑安神的作用，对脑卒中、胸闷、心悸、心痛等的急救效果显著，对头部充血、手臂疼痛也有不错的疗效。

▶ 精确取穴

在手指，小指末节桡侧，指甲根角侧上方0.1寸（指寸）。

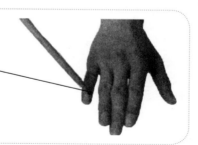

▶ 取穴技巧及按摩

俯掌伸指，在手小指指甲底部与小指桡侧缘引线（掌背交界线）的交点处。

第三十五节
肩贞穴

肩贞，经穴名。出《素问·气穴论》。属手太阳小肠经。

肩，穴所在部位肩部也。贞，古指贞卜问卦之意。该穴名意指小肠经气血由此上行阳气所在的天部层次。本穴物质为小海穴蒸散上行的天部之气，上行到本穴后此气冷缩而量少势弱，气血物质的火热之性对天部层次气血的影响作用不确定，如需问卜一般，故名。

主治

清热祛风，宁神定志。面部气色不佳、贫血，在下蹲后站立时容易感到眼前昏黑、有眩晕感的人，可长期按压此穴，具有很好的改善作用。此穴对于肩、肘、臂等部位的肌肉痉挛，以及头痛、四肢无力等也具有良好的调理和保健作用。

精确取穴

在肩胛区域，肩关节后下方，臂内收时，腋后纹头直上1寸。

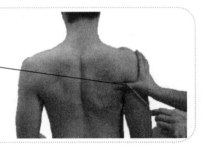

取穴技巧及按摩

正坐垂肩，上臂内收，从腋后纹头向上量1寸处即是。

第三十六节
肩外俞穴

肩外俞，出手太阳小肠经。肩，穴所在部位为肩胛也。外，肩胛外部也。俞，输也。该穴名意指胸内部的高温水湿之气由本穴外输小肠经。本穴位处肩胛上部，内部为胸腔，因本穴有地部孔隙与胸腔相通，胸腔内的高温水湿之气有本穴外输小肠经，故名肩外俞。

主治

舒筋活络，散风止痛。按摩肩外俞穴可以缓解肩部酸痛。肩外俞穴对于因感冒造成的身体疲倦、肌肉酸痛等也有很好的改善效果。

▶ 精确取穴

在背部，第一胸椎棘突下，后正线旁开3寸。

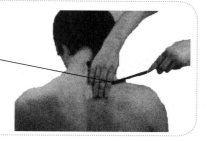

▶ 取穴技巧及按摩

坐位，低头，有颈部交界处椎骨高突（即第7颈椎）往下推1个椎骨的棘突，由此旁开量4横指（即3寸），在肩胛骨内侧缘处，即为本穴。

第三十七节
天柱穴

《穴名释义》载：人体以头为天，颈项犹擎天之柱，穴在项部方，肌起始部，天柱骨之两旁，故名天柱。释义为：天，指上部，人体头部；柱，楹意，指支柱，喻人体之颈项。该穴位于项部斜方肌起始部，天柱骨(颈椎骨)上端，支撑头颅，意示擎天之柱而名。

主治

清头明目，强壮筋骨。本穴可以促进头部的血液循环，消除头晕、头痛等各种头部的疾病，也可以稳定血压。此外，按压天柱穴还可以改善慢性鼻炎、鼻塞、鼻窦炎、耳鸣、落枕、颈椎扭伤、脖子僵硬等。

▶ 精确取穴

在项部，斜方肌外缘之后发际凹陷中，约后发际正中旁开1.3寸。

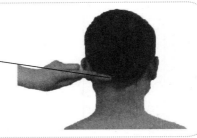

▶ 取穴技巧及按摩

取坐位，后发际中点上0.5寸，再旁开1.3寸处，按压有酸胀感。

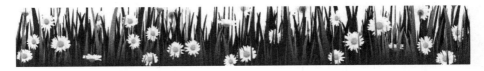

第三十八节

殷门穴

殷，盛大、众多、富足也。门，出入的门户也。殷门名意指膀胱经的地部水湿在此大量气化。本穴物质为承扶穴脾土中外渗而至的地部水湿，至本穴后，水湿分散于穴周各部并大量气化，气血物质如充盛之状，故名殷门。膀胱经经气在此升至天之天部。

殷门穴是足太阳膀胱经的常用腧穴之一，位于大腿后面，承扶穴与委中穴的连线上，承扶穴下6寸，在半肌腱与股二头肌之间，深层为大收肌；有股深动、静脉穿支；布有股后皮神经，深层正当坐骨神经。

主治

疏通经络，理气止痛。殷门穴可以改善腰酸背痛、大腿疼痛、坐骨神经痛、腰椎间盘突出、下半身酸痛、小腿抽筋，还能促进气血循环，消脂瘦臀，具有纤细大腿、美化曲线之功。

▶ 精确取穴

在股后区，臀沟下6寸，股二头肌与半腱肌之间。

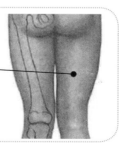

▶ 取穴技巧及按摩

俯卧位，在大腿后面，承扶与委中连线的中点处，再向上量1横指处（即1寸），按压有酸胀感。

第三十九节

委中穴

别名腘中、郄中、血郄。

委，堆积也。中，指穴内气血所在为天、人、地三部的中部也。该穴名意指膀胱经的湿热水气在此聚集。本穴物质为膀胱经膝下部各穴上行的水湿之气，为吸热后的上行之气，在本穴为聚集之状，故名。膀胱经的湿热水气在此聚集。

委中穴是人体穴位之一，委中穴位置位于人体的腘横纹中点，当股二头肌腱与半腱肌肌腱的中间；委中穴在腘窝正中，有腘筋膜，在腓肠肌内、外头之间；布有腘动、静脉；有股后皮神经、胫神经分布。

主治

舒筋活络，消肿止痛。委中穴可改善小腿抽筋、静脉曲张、坐骨神经痛、腹痛、上吐下泻、中暑、小便困难等，还能消除下半身水肿，促进血液循环。按摩委中穴，可使得筋骨更加柔软。

▶ 精确取穴

在膝部，腘横纹中点，股二头肌腱与半腱肌肌腱的中间。

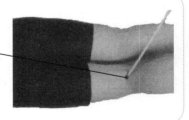

▶ 取穴技巧及按摩

俯卧位，稍屈膝，在大腿后面，即可显露明显的股二头肌肌腱和半腱肌肌腱，在其中间，按压有动脉搏动处。

第四十节

涌泉穴

涌泉，是指水由下向上冒出，不作高喷，称为涌泉。涌，外涌而出也。泉，泉水也。该穴名意指体内肾经的经水由此外涌而出体表。本穴为肾经经脉的第一穴，它联通肾经的体内体表经脉，肾经体内经脉中的高温高压的水液由此外涌而出体表，故名。

涌泉穴是人体足底穴位，位于足前部凹陷处第2、3趾趾缝纹头端与足跟连线的前三分之一处，为全身俞穴的最下部，乃是肾经的首穴。我国现存最早的医学著作《黄帝内经》中说："肾出于涌泉，涌泉者足心也。"意思是说：肾经之气犹如源之水，来源于足下，涌出灌溉周身四肢各处。所以，涌泉穴在人体养生、防病、治病、保健等各个方面显示出它的重要作用。

主治

滋阴熄风，醒脑开窍。指压涌泉穴可改善身体疲倦、腰部酸胀、月经失调等，还可缓解反胃、呕吐、头痛、烦躁、心悸、失眠等。

▶ 精确取穴

在足底，屈足卷趾时足前部凹陷中。
约当足底2、3趾趾缝纹头端与足跟连
线的前1／3与后2／3交点上。

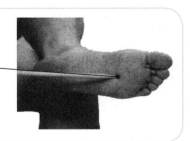

▶ 取穴技巧及按摩

坐位，卷足，在足底掌心正中凹陷处的前方，可见脚底肌肉组成的"人"字纹，涌泉穴就位于其交叉部分。

第四十一节
太溪穴

太溪穴是足少阴肾经的常用腧穴之一。

太，大也。溪，溪流也。太溪名意指肾经水液在此形成较大的溪水。本穴物质为然谷穴传来的冷降之水，至本穴后，冷降水液形成了较为宽大的浅溪，故名太溪。

主治

滋阴益肾，壮阳强腰。本穴有滋阴降火的功效，可以改善血液循环不畅、脚扭伤、小腿抽筋、腰痛、膀胱炎等，对晕眩、关节炎、风湿痛、月经不调、痛经、气喘、咽痛等都颇具疗效。

▶ 精确取穴

在踝区，内踝尖与跟腱之间的凹陷中。

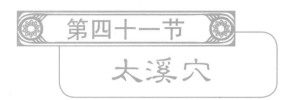

▶ 取穴技巧及按摩

坐位或仰卧位，由足内踝尖向后推至与跟腱之间的凹陷处，大约相当于内踝尖与跟腱之间的中点，按压有酸胀感。

第四十二节

肩井穴

肩，指穴在肩部也。井，地部孔隙也。肩井穴名意指胆经的地部水液由此流入地之地部。本穴物质为胆经上部经脉下行而至的地部经水，至本穴后，经水由本穴的地部孔隙流入地之地部，故名肩井穴。

主治

通络止痛，活血利气。本穴可缓解手臂酸麻、肩周炎、落枕、肩膀酸痛、背痛。对湿疹、疲劳、手脚冰冷等也有很好的改善效果。

▶ 精确取穴

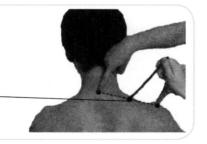

在肩上，前直乳中，大椎与肩峰端连线的中点上。

▶ 取穴技巧及按摩

人体肩井穴位于肩上，前直乳中穴，当大椎穴与肩峰端连线的中点上。

按摩：按揉肩井穴时先以左手食指压于中指上，按揉右侧肩井穴5分钟，再以右手按揉左侧肩井穴5分钟，力量要均匀，以穴位局部出现酸胀感为佳。每日早晚各一次。

第四十三节

天池穴

人之上腭部位，有两个小窝伸进手指可以摸到，道家称为"天池"，此非针灸之穴位，乃属修炼之关窍。舌抵上腭，可以上承督脉之龈交而下接任脉之承浆，对于沟通任督二脉气血的运行、形成"周天运转"起着极其重要的作用。是手厥阴心包经、足少阳胆经之会穴，与手少阳三焦经相表里。

主治

通乳化瘀，清热除烦。天池穴有改善乳房血液循环的功效，可以有效改善急性乳腺炎、乳腺增生等，同时也具有丰胸及调节脏腑功能的功效。

▶ 精确取穴

在胸部，第4肋间隙，前正中线旁开5寸。

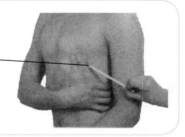

▶ 取穴技巧及按摩

取侧坐位，在胸部，先取乳头下的第4肋间隙，再从锁骨中线外量1横指处，按压有酸胀感。

第四十四节

肩髎穴

肩，指穴在肩部；髎，孔隙的意思。"肩髎"的意思是指三焦经经气在此穴位化雨冷降归于地部。本穴物质为臑会穴传来的天部阳气，到本穴后，因散热吸湿化为寒湿的水湿云气，水湿云气冷降后归于地部，冷降的雨滴就像从孔隙中漏落一样，所以名"肩髎"。

主治

祛风利湿，疏通经络。主要用于肋间神经痛、脑血管疾病后遗症、胸膜炎的缓解和改善。另外，由于三角肌是将手臂举到侧面的重要肌肉，在剧烈运动或提重物后，会产生肩膀酸痛或手臂无法上举的情况。此时，可通过按摩肩髎穴来缓解。

▶ 精确取穴

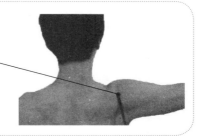

在三角肌区，肩峰角与肱骨大结节两骨间凹陷中。

▶ 取穴技巧及按摩

上臂外展平举时，在关节部可呈现两个凹陷窝，后者为肩髎，按压有酸胀感。

第四十五节
丝竹空穴

丝竹空。丝竹，古指弦乐器，八音之一，此指气血的运行有如声音飘然而至。空，空虚也。丝竹穴名意指穴外天部的寒湿水气由此汇入三焦经后冷降归地。本穴为三焦经终点之穴，由于禾髎穴传至本穴的气血极为虚少，穴内气血为空虚之状，穴外天部的寒湿水气因而汇入穴内，穴外的寒水水气如同天空中的声音飘然而至，故名丝竹空。

主治

清头明目，散风止痛。按摩此穴能有效缓解各种头痛、头晕、目眩、目赤肿痛等，对眼球充血、视神经萎缩也有明显的疗效；长期坚持按摩此穴，对低血压、高血压、脑充血、脑贫血等有调理和改善作用。

▶ 精确取穴

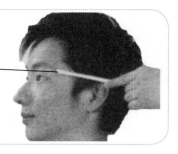

在面部，额骨颧突外缘，眉梢凹陷中。

▶ 取穴技巧及按摩

侧坐位，在面部，眉梢凹陷中，按压有酸胀感。

第四十六节
风池穴

别名：热府穴。

风池最早见于《灵枢·热病》篇："风为阳邪，其性轻扬，头顶之上，惟风可到，乃风邪蓄积之所，故名风池。

主治

祛风解毒，通利孔窍。本穴可用于缓解由感冒引起的关节疼痛、发热、咳嗽、疲倦。

▶ 精确取穴

在颈后枕骨之下，胸锁乳突肌上端与斜方肌上端之间的凹陷中。

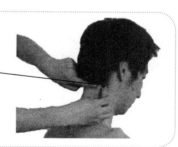

▶ 取穴技巧及按摩

坐位，在头部，枕骨下斜方肌与胸锁乳突肌之间的凹陷中，约平风府穴，按压有酸胀感。

坐位，在后颈部，后头骨下，两条大筋外缘陷窝中。

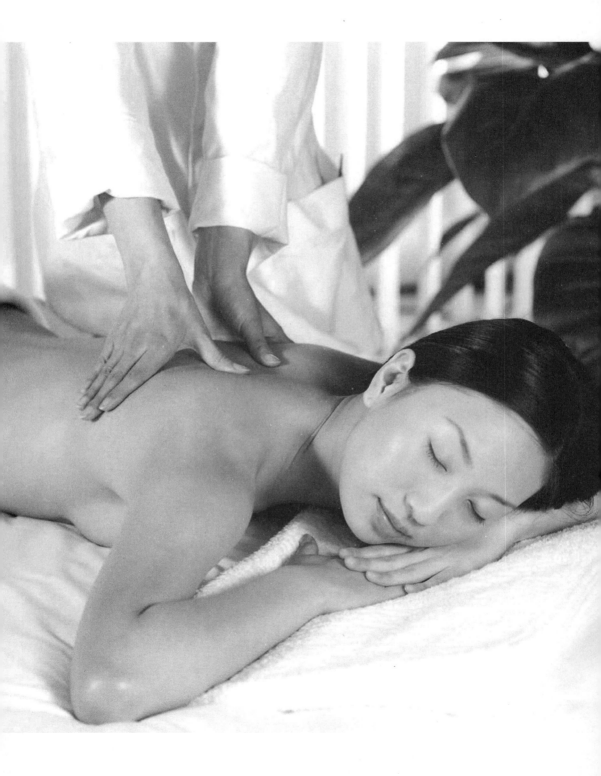

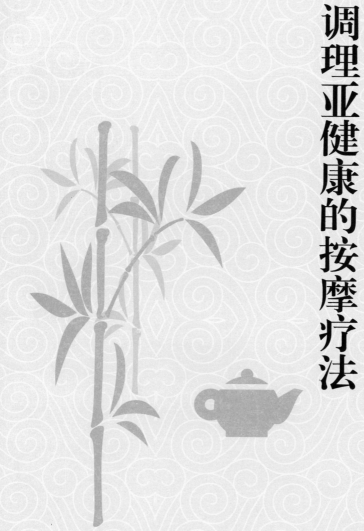

第四章

调理亚健康的按摩疗法

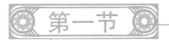

眼睛疲劳

眼睛疲劳时，不仅眼睛疼痛，而且视物模糊不清，还会引起头痛、头重、肩膀僵硬等症状。按摩可调节眼睛疲劳、肌性眼睛疲劳可能导致近视、散光，或左右眼度数不同的老花眼等。

病理病因

长时间用眼，注意力长时间过度集中而眨眼次数少，角膜表面干燥，产生角膜受刺激症状。现代人过长时间注视电脑荧光屏而没有适当的放松和调节，容易导致一些眼部疾患。用眼不卫生，在强光、弱光等环境下长时间看书，配戴度数不符的眼镜都有可能产生眼疲劳。

● 健康贴士

减少光反射，避免强光，电脑荧光屏的亮度要适当。注意眼睛休息，通常连续用眼1小时，就要休息5～10分钟。在车上不要看手机或者看书。

▶ 精确取穴

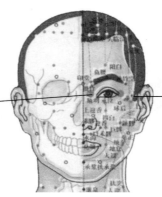

睛明
双目之内眦外上方约0.1寸凹陷处。

瞳子髎
眼外角外侧，在眼眶骨外缘凹陷中。

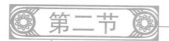

第二节

眼睛痒

发病时患者会感觉到奇痒难忍，有的还有灼热感，天热时或揉眼后感觉更强烈。患者还会有轻度畏光、流泪，分泌物为黏丝状。因为多发于青少年，又被称为青少年性结膜炎。

病理病因

本病被称为春季卡他性结膜炎。每当春暖花开时发病，春夏季多发，到秋末天寒时症状消失，所以这是一种过敏性、季节性、反复发作的双眼性结膜炎症，一般认为与花粉、毛发、日光、浮尘等有关，该病虽然没有传染性，但可能合并其他过敏性疾病。

●健康贴士

尽可能避开有关过敏原，尽量避免接触花粉、粉尘；发病季节出门避开强光刺激。发痒时可冷敷，不可手揉或热敷。发病期间最好不要吃羊肉及鱼虾类发物。

▶ 精确取穴

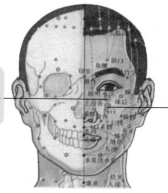

承泣
人体面部，瞳孔直下，眼球与眼眶下缘中间。

四白
人体面部，目平视，瞳孔直下1寸，当眶下孔处。

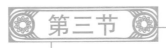

第三节

眼睛充血

一开始觉得视力不清、眼睛酸涩、眼皮沉重，但最后往往会造成眼球疼痛、眼睛充血等严重症状，而这些症状都是因为用眼过度或睡眠不足引起的。

病理病因

巩膜上毛细血管的扩张引起巩膜发红，这是造成眼睛充血的直接原因。眼睛遭到某种刺激，就会引发眼睛充血，这时巩膜马上变得通红，待刺激因素消除后，通红的眼球又变得洁白。眼睛充血后一定要找到原发疾病，积极治疗原发疾病，才能根除眼睛充血症状。

● 健康贴士

刺激眼睛附近的穴位时，刚开始要以较轻的力量，然后再慢慢地加强力道。由于双手会接触到眼球，因此手部要保持清洁，指甲太长的人要注意不要伤害到眼球。

▶ 精确取穴

攒竹
人体面部，当眉头陷中，眶上切迹处即是。

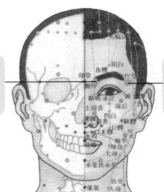

丝竹空
人体面部，眉梢凹陷处。

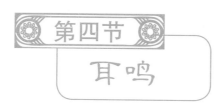

第四节

耳鸣

耳鸣是患者耳内或头内有声音的主观感觉，因听觉功能紊乱而引起。持续性耳鸣可有单一频率或多频率声调的混合。节律性耳鸣多与血管跳动一致，偶尔与呼吸一致，耳鸣的频率较低。

病理病因

耳鸣是指自觉耳内鸣响，外耳疾病或血管性疾病都会产生耳鸣。其他一些全身性疾病也能引起耳鸣：自主神经紊乱、脑供血缺乏、中风前期、高血压、低血压、贫血、糖尿病、营养不良等。过度疲劳、睡眠不足、情绪过于紧张也可导致耳鸣的发生。

● 健康贴士

饮食上应减少肥甘，肾虚、耳鸣、耳聋者，应减少温燥食物；脾虚患者忌饮浓茶、咖啡、酒等刺激性饮料。另外，应多食含铁丰富或含锌丰富的食物，多吃豆制品。

▶ 精确取穴

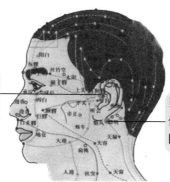

耳门
在耳屏上切迹前，耳珠上的缺口前，张口凹陷处。

翳风
位于耳垂后，乳突前下方凹陷处。

第五节

流涕、鼻塞

刚开始感冒时流出的就是清鼻涕，随后鼻涕就会慢慢浓一些，成了白色，再往后流出的就可能是黄色的浓鼻涕了。而鼻塞与流鼻涕总是相伴而生，就是俗称的鼻子不通气。

病理病因

鼻塞、流鼻涕是耳鼻咽喉科常见的症状之一，凡是影响到鼻腔呼吸通道宽狭的病变都能引起本病。急性鼻炎会引起鼻塞、流鼻涕，通常短短几天内就达到高潮，但是一周左右就会好转，可能有发热、头昏等全身症状。急性鼻炎即我们平时所说的感冒。

● 健康贴士

平时应注意均衡饮食，并养成运动的习惯，提高机体免疫力。冬天出门应注意鼻部的保暖。多喝水、多食用温和的食物，避免进食辛辣刺激食物，都可以改善症状。

▶ 精确取穴

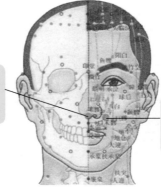

素髎
位于鼻尖正中。

迎香
人体面部，在鼻翼旁开约1厘米鼻纹中即是。

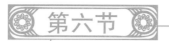

面部浮肿

早晨起床后，眼睑及颜面常出现轻度浮肿，下肢有凹陷性水肿或紧绷感。随着活动，逐渐减轻消退。一般认为这与精神因素及自主神经功能紊乱有关。

病理病因

血液循环系统受影响，体液渗透并聚于皮下组织，或因下肢血液回流受阻、瘀积，便产生了膨胀、浮肿现象。容易脸部浮肿人群包括习惯在睡前大量喝水的人、经常久坐不动的人、饮食口味重的人、经常熬夜的人以及天生代谢差的人。

●健康贴士

长期坚持适当锻炼，以增强体质。食物以含有丰富的蛋白质、维生素及无机盐，低脂肪、低胆固醇，少糖、少盐为原则。起居有规律，睡前不要大量喝水。

▶▶ 精确取穴

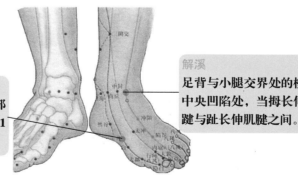

公孙
足内侧第一跖骨基底部前下缘，第一跖关节后1寸处。

解溪
足背与小腿交界处的横纹中央凹陷处，当拇长伸肌腱与趾长伸肌腱之间。

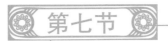

第七节
肌肤干燥

秋冬季节，人体的皮脂、水分分泌会逐渐减少，皮肤明显变得干燥，脸感到紧绷，用手掌轻触时，没有湿润感，身体其他皮肤呈现出干巴巴的状态，有的部位甚至有干燥脱皮现象。

病理病因

极端的减肥及偏食，使皮肤失去充分的营养，弹性降低，水分缺乏，变得干燥而脆弱。室内的暖气温度过高、使用过热的水洗澡、使用具刺激性的香皂或清洁剂、过度使用化妆品使皮肤自身循环能力减弱而变得干燥。妇女在绝经后雌激素分泌减少，也可能导致皮肤干燥。

●健康贴士

喝足够的水，补充体内水分，多吃水果蔬菜，补充维生素A。洗澡时采用适当水温，过热的水会加重皮肤的干燥。坚持锻炼，增强自身循环系统的代谢能力。

▶ 精确取穴

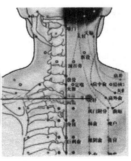

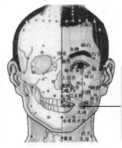

大杼
位于第一胸椎棘突下旁开1.5寸。

地仓
人体面部，口角外侧，上直对瞳孔处即是。

第八节

打喷嚏

感冒、花粉过敏都可能引起打喷嚏。往往越是在重要的时刻越容易一直不停地打喷嚏，因情绪紧张而越来越严重。

病理病因

打喷嚏是人体的一种生理反射活动。在呼吸时，鼻腔吸入一些灰尘、花粉；感冒时，鼻黏膜充血、分泌物增加，使鼻黏膜受到刺激，都会引起打喷嚏。有时，人在情绪激动或遇到强光刺激、寒战及某些疾病发作时，也会引起打喷嚏。

● 健康贴士

坚持锻炼、增强抵抗力。远离过敏原。加强保暖意识、避免受凉或感冒引发鼻炎。注意个人和鼻腔的卫生。

▶ 精确取穴

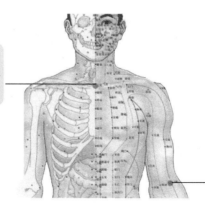

天突
位于颈部中央，喉结靠下，胸骨上方的凹陷处。

尺泽
在肘横纹中，肱二头肌腱桡侧凹陷处。

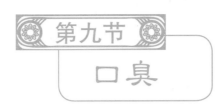

第九节
口臭

口臭是因机体失调导致口内出气发臭的一种病症。表现为呼气时有明显臭味，刷牙、漱口或嚼口香糖都无法掩盖。口臭多是某些口腔、鼻部和全身性疾病的一个症状。

病理病因

口臭分为单纯性口臭和继发性口臭。单纯性口臭多由口腔不洁或不良生活习惯引起。长期不注意口腔卫生和保健，导致牙石、牙垢在牙齿表面大量堆积，使牙龈充血发炎，进食时导致牙龈出血，就会引起口臭。引起继发性口臭的原因很复杂，消化道疾病是主要原因。

●健康贴士

饭后漱口，特别是注意剔除残留在牙缝中的肉屑。吃饭不宜过饱，空腹时间不宜过长。就餐前做十余次深呼吸。两餐之间吃些水果有助于避免或减轻口臭。

▶ 精确取穴

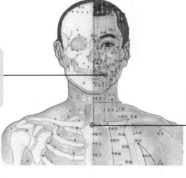

地仓
位于人体面部，口角外侧，上直对瞳孔。

天突
颈部，当前正中线上，两锁骨中间，胸骨上窝中央。

第十节

颈部僵硬

长时间低头工作的人员，常常会觉得肌肉负担沉重而变得僵硬。长期处于这种姿势会导致软组织的劳损和椎间盘的损伤，脖子有酸胀感，严重的还会引起放射状疼痛和头晕、呕吐等症状。

病理病因

姿势不良是造成颈部酸痛僵硬的最常见原因，尤其是以长期坐姿不良为主。坐姿不良主要的表现是驼背、头颈向前伸，这样颈部后方肌肉必须额外负担以支撑前伸头部的重量，以避免头部往下垂。时间一久，颈部就可能出现酸痛僵硬。

●健康贴士

行走和端坐要抬头挺胸，尽量维持上半身直立，避免弯腰驼背。需要长时间抬头或低头的人，经常做一些放松肌肉、伸展关节的动作，以减轻颈椎压力。

▶ 精确取穴

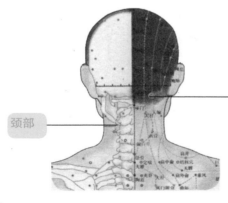

颈部

风池
后颈部，后头骨下，两条大筋上缘陷窝中，与耳垂齐平。

第十一节
小腿抽筋

小腿抽筋也叫腿肚子抽筋，医学上称之为腓肠肌痉挛，是一种肌肉突然、不自主地强直收缩的现象，会造成肌肉僵硬、疼痛难忍。但这种情况即使不予医治也能慢慢自愈。

病理病因

寒冷的刺激容易引起腿抽筋；疲劳过度，如当长途旅行、爬山、登高时，当小腿肌肉疲劳到一定程度时，就会发生痉挛；当人体血液中钙离子浓度太低时，肌肉容易兴奋而痉挛；青少年生长发育迅速，很容易缺钙，因此就常发生腿部抽筋的现象。

●健康贴士

补充钙和维生素D，多吃虾皮、牛奶、豆制品等；锻炼时要充分做好准备活动，再参加各种激烈运动或比赛；要注意保暖，不让局部肌肉受寒。

▶ 精确取穴

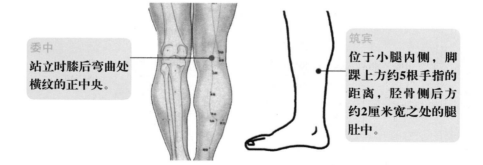

委中
站立时膝后弯曲处横纹的正中央。

筑宾
位于小腿内侧，脚踝上方约5根手指的距离，胫骨侧后方约2厘米宽之处的腿肚中。

第十二节

脚麻

脚麻是人们日常生活中常常会出现的症状，如怀孕、不正确睡姿、如厕蹲久了均可引发。发作时患者脚底感到冰冷及酸麻，一动即痛。

病理病因

脚发麻的根本原因是血液的循环受阻，坐骨神经以及其他属于下肢的神经失去了血液的濡养。具体原因有：长时间保持不正确的坐姿，造成下肢的血液循环不流通；缺乏维生素C或者缺镁缺铁；扁平足压迫足底神经及血管，导致血流不畅，肢体供氧不足。

●健康贴士

按摩过程中，会有麻麻的感觉，要稍加忍耐；平时不要长时间保持一个坐姿，避免下肢长时间受到压迫而使血液不流通；多注意运动，促进血液循环的畅通。

▶ 精确取穴

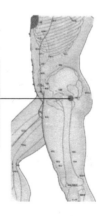

环跳
侧卧屈股，股骨大转子最凸点与骶管裂孔连线的外1／3与内2／3交点处。

伏兔
大腿前面，髂前上棘与髌骨外侧端的连线上，髌骨外上缘6寸处。

第十三节
脚底冰冷

天气一冷，就有许多人感觉全身发冷，手脚尤其冰凉。躲进被窝许久，双脚依然冰冷，让人迟迟无法入睡。这种情况，就属于中医所说的"阳虚"，俗称"冷底"或是"寒底"。

病理病因

温度降低，人体血管收缩、血液回流能力减弱，使得部分血液循环不畅而导致脚底冰冷。通常脚容易发冷的人血液循环都不好，所以必须要以抓捏来促进血液循环。抓捏穴道时，记得一定要耐得住痛，如此才能使血液畅通，使脚底温热起来。在睡前做穴道疗法效果会更佳。

●健康贴士

常吃芝麻、花生。这些食物富含维生素E，可以帮助维生素B的吸收，加强对抗寒冷的能力。维生素E还有扩张血管的作用，可以加强肢体末梢的血液循环。

▶ 精确取穴

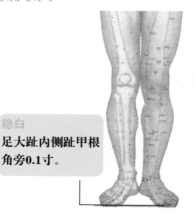
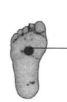

涌泉
足底部，在足前部凹陷处，第二、三趾趾缝纹头端与足跟连线的前1／3处。

隐白
足大趾内侧趾甲根角旁0.1寸。

第十四节

拇趾侧弯

穿浅口高跟鞋时，高跟鞋重心在前面，身体的重量集中于此，使脚趾的负担加重，脚拇趾会向小趾方向侧弯，也就是所谓的拇趾侧弯，会逐渐演变成脚部疼痛。

病理病因

脚拇趾侧弯的主要病因在于大拇趾基底部关节脱位，从而引起大拇趾向小趾的方向侧弯。穿太紧及高跟的鞋子是拇趾侧弯的主要原因。其他内在的因素像先天性足外翻，是因关节角度先天异常，或是像扁平足外张、跟腱挛缩等，也都会造成拇趾的侧弯。

●健康贴士

为防止症状愈变愈严重，要尽早指压脚拇趾根部的太冲穴及公孙穴，让脚拇趾恢复原来的形状。透过此穴道指压疗法，能使被挤压在鞋中的脚拇趾得到解放。

▶ 精确取穴

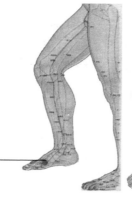
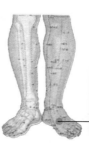

公孙
足内侧第一跖骨基底部前下缘，第一趾关节后1寸处。

太冲
位于人体脚背部第一、二跖骨接合部之前凹陷处。

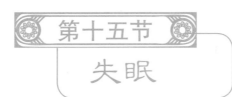

第十五节

失眠

又称为"不寐""不得眠""不得卧""目不瞑"等，是指经常不能正常睡眠的一种病症。常伴有白天精神状况不佳、反应迟钝、疲倦乏力，严重影响日常生活和工作学习。

病理病因

任何身体的不适症状均可导致失眠；不良的生活习惯，如睡前喝浓茶、咖啡，吸烟等均可造成失眠；因某个事件特别兴奋或者忧虑会导致机会性失眠。

●健康贴士

床的硬度和枕头的高度应适中；生活有规律，定时休息，晚餐不宜过饱，睡前不饮茶和咖啡等刺激性饮料；以清淡而富含蛋白质、维生素的饮食为宜。

▶▶ 精确取穴

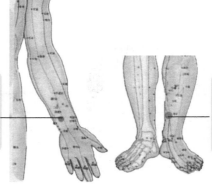

内关
位于前臂正中，腕横纹上2寸，在桡侧腕屈肌腱同掌长肌腱之间。

三阴交
小腿内侧，足内踝尖上3寸，胫骨内侧缘后方即是。

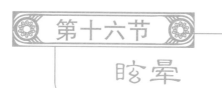

第十六节

眩晕

回转性眩晕主要症状为天旋地转；诱发性眩晕通常发生在突然将头后仰，或坐着站起时；浮动性眩晕则会使人好像踩在棉花上；动摇性眩晕会让患者如临地震，出现上下动摇的眩晕感。

病理病因

眩晕是脑神经失调的一种表现。如果只是偶然发生，那可能是因熬夜、用脑过度或室内空气太闷，造成脑缺氧。但若是一再发生，则要考虑是不是由贫血、低血糖、直立性低血压、高血压、颅内压降低、神经衰弱、午睡不当、鼻炎、贫血、药物副作用等原因引起的了。

●健康贴士

急性头晕目眩发作的患者，应静卧、解除精神紧张；忌酒、咖啡这类刺激亢奋性的物品；补充维生素C丰富的水果，如柠檬、葡萄、奇异果等。

▶ 精确取穴

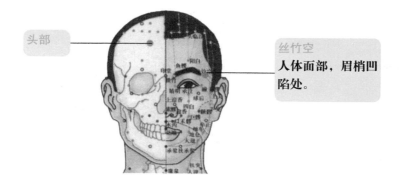

头部

丝竹空

人体面部，眉梢凹陷处。

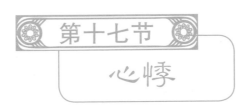

第十七节

心悸

自觉心跳不安，时作时息，并有善惊易恐，坐卧不安，甚则不能自主的症状。

病理病因

受焦虑、紧张、情绪激动、精神创伤等因素的影响，中枢神经的兴奋和抑制过程发生了障碍，心血管系统也随着产生紊乱，引起一系列交感神经张力过高导致心悸。此外，体力活动太少，稍有活动或少许劳累身体不能适应，因而产生过度的心血管反应也可导致心悸。

●健康贴士

情绪紧张时，呼吸会呈现浅平而急促的状态，这时要改以腹式呼吸法，先深呼吸，将气慢慢地推到丹田，腹部会慢慢地暖和起来，这样能稳定紧张的情绪。心俞穴具有调整心脏功能的作用。心悸时可按摩此穴道，让心情平静下来，这样才能以"平常心"去思考判断。

➤ 精确取穴

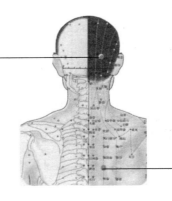

脑空
枕外隆凸上缘外侧与督脉脑户穴相平处、头正中线旁开2.25寸处。

心俞
在背部，当第五胸椎棘突下，旁开1.5寸处。

第十八节

心烦

心情烦躁大多是由于头脑及身体的自主神经失衡导致。其实烦躁也是一种病症，是心烦躁动之证。烦为心热、郁烦；躁为躁急、躁动。烦与躁常同时出现，但是一般有先后之别。

病理病因

若先躁后烦，则称为躁烦。烦躁有虚实寒热之分。在外感热病中，凡不经汗下而烦躁者多实，汗下后烦躁者多虚。所以当你心情烦躁时，就要赶快动一动身体尽量伸展身体肌肉。如不想运动的话，可以自行调整呼吸，边采取腹式呼吸边伸直背部肌肉。

● 健康贴士

以吹风机温热巨阙穴及神门穴，待自主神经逐渐调整好后，心情便会好转。但指压巨阙穴时要边吐气边进行；而神门穴则以手掌来温热即可。

▶ 精确取穴

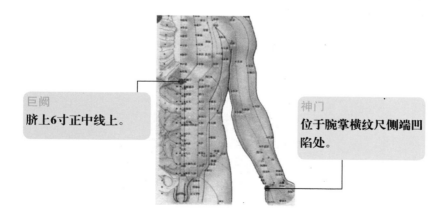

巨阙
脐上6寸正中线上。

神门
位于腕掌横纹尺侧端凹陷处。

第十九节
宿醉

宿醉是由于过量饮酒导致的醉酒后状态。身体症状包括疲劳、头痛、眩晕、恶心、口渴、胃痛、呕吐、失眠和血压升高或降低。精神症状包括急性焦虑、易怒、过分敏感、抑郁。

病理病因

一般醉酒期间的血液酒精浓度越高，随后出现的症状越重。有严重的宿醉，就表示肝脏的负荷量过重。正常人少量饮酒后，肝脏可将其代谢解毒，不至于引起肝损伤。但长期过量饮酒可导致肝细胞和肝功能损害。因此，宿醉时，要按摩有提升肝功能效用的穴道。

●健康贴士

洗澡时用温水冲淋期门穴和神阙穴，一边吐气一边冲淋能达到很好的效果。一次过量饮酒，其危害不亚于轻型肝炎；经常过量饮酒，可能导致肝硬化，所以不要酗酒。

▶ 精确取穴

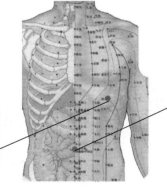

神阙
位于人体的腹中部，脐中央。

期门
位于胸部，当乳头直下，第六肋间隙，前正中线旁开4寸。

第二十节

晕车

有些人坐上汽车后没多久就觉得头晕，上腹部不舒服，出冷汗，并出现恶心甚至呕吐的症状。当汽车急刹车、急转弯或突然起动时表现得更厉害，下车后休息片刻症状即可减轻。

病理病因

晕车是晕动病的一种，是由于人体内耳前庭平衡感受器受到过度运动刺激，前庭器官产生过量生物电，影响神经中枢而出现的恶心、呕吐、头晕、出冷汗等症状群。平常我们习惯于在地面上行走，而不习惯于乘车时车上的上下颠簸和动摇不定。按摩可以帮助这些容易晕车的人避免出现不适症状。

●健康贴士

平时多做转头、弯腰、转身及下蹲等动作，以增加前庭器官的耐受性；乘车时最好闭目养神，尽量限制头部运动，可将头靠在背椅上固定不动，以减少加速度和旋转的刺激。

精确取穴

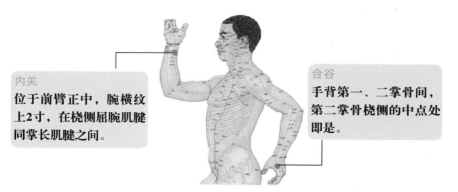

内关
位于前臂正中，腕横纹上2寸，在桡侧屈腕肌腱同掌长肌腱之间。

合谷
手背第一、二掌骨间，第二掌骨桡侧的中点处即是。

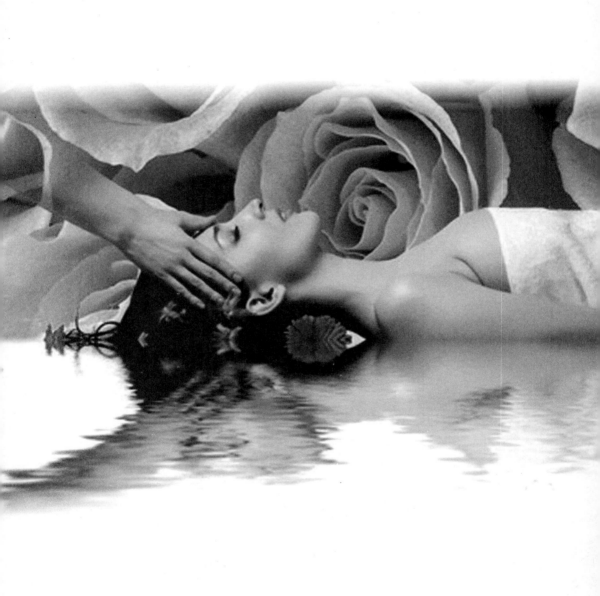

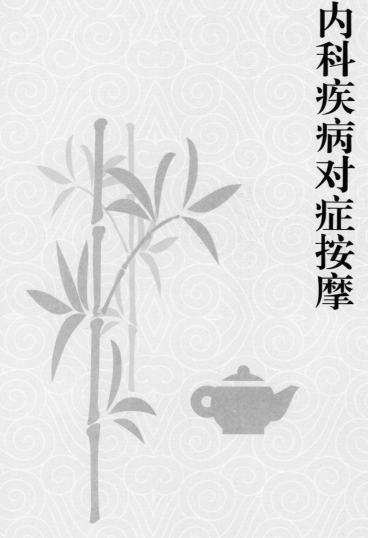

第五章

内科疾病对症按摩

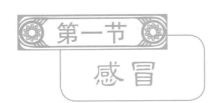

第一节 感冒

感冒，俗称伤风，是一种常见的外感病，全年皆可发病，尤其是冬春季节。感冒起病时鼻内或咽部会有干痒或灼热感，推拿按摩可以减轻感冒的一些症状。

按摩疗法

① 按摩者双手中指指腹按揉被按摩者的印堂、迎香穴，各30次。

② 按摩者用掌心摩擦被按摩者的前额，反复10次。

③ 按摩者用拇指和食指拿按被按摩者合谷穴，用力要稍重，至人体出汗为宜。

④ 按摩者用拇指拿按被按摩者内关、外关穴，用力要稍重。

⑤ 按摩者拿捏被按摩者风池、肩井穴，按揉中府、风门、肺俞穴，每穴2分钟。

⑥ 按摩者用力按、揉、击打被按摩者的上背部1~2分钟。

⑦ 按摩者将手张开成爪形，从被按摩者前发际向后发际做10次梳头动作。

➤ 精确取穴

| 印堂 | 合谷 | 迎香 | 内关 | 外关 | 中府 | 风池 | 肩井 | 风门 | 肺俞 |

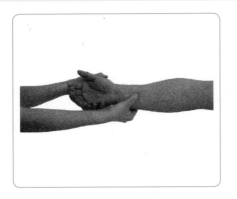

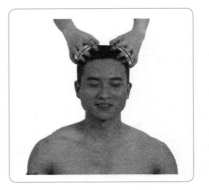

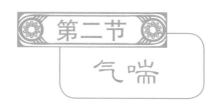

第二节

气喘

气喘是比较常见的呼吸道病症之一。除肺、心脏疾病引起的气喘外，咽喉或胸廓的病变、热性疾病、腹内肿瘤或积液的挤压、虚劳类疾病等亦可引发气喘。中医认为，患者可通过饮食调理和家庭按摩，把气喘发病率控制到最低。

按摩疗法

① 被按摩者取坐位，按摩者站在被按摩者背后，用牛角按摩器按压被按摩者大椎穴，以被按摩者感到酸胀为宜。

② 按摩者用手指指腹用力按压被按摩者孔最、侠白、曲池、合谷穴，各3分钟，直至被按摩者感到酸胀。

③ 按摩者拇指用力按压中府穴，其余四指顺势握住被按摩者肩部。按压穴位时，按摩者会感到有一个硬结，可加以轻轻按揉，能缓解严重的呼吸困难。

④ 按摩者沿着被按摩者背部脊柱两端，自上而下用力摩擦，直至被按摩者皮肤发红为止。按摩者用手指指腹用力按压被按摩者天突、缺盆穴，各3分钟。

精确取穴

大椎　孔最　侠白　中府　曲池　合谷　缺盆　天突

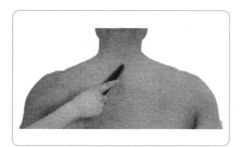

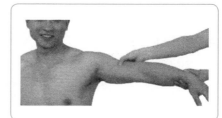

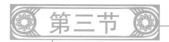

第三节
慢性支气管炎

慢性支气管炎是气管、支气管黏膜及其周围组织的慢性非特异性炎症。临床表现有连续2年以上，每年持续3个月以上的咳嗽、咳痰或气喘等症状。早期症状轻微，多在冬季发作；晚期炎症加重，可并发阻塞性肺气肿、肺源性心脏病等。按摩可有效预防慢性支气管炎，亦可缓解咳嗽、气喘等症状。

按摩疗法

① 按摩者一手握住被按摩者的手腕，用另一只手的掌心自上而下循经摩擦被按摩者的上肢。

② 按摩者以单手掌根顺时针按揉被按摩者的大椎穴3～5分钟。

③ 按摩者以单手中指指腹按揉被按摩者的肺俞穴，至被按摩者有酸痛感。

④ 按摩者单手四指并拢分放于被按摩者剑突旁沿肋分推，注意分推时力度要适中，每次1～3分钟。

自我按摩

① 取坐位，双脚分开与肩同宽，腰微挺直，全身放松，双目微闭，呼吸调匀，双手重叠掌心朝内放于小腹上，静坐2分钟。

② 单手中指指腹按揉对侧中府穴，注意力度要适中，每次1分钟，直至感觉酸胀为宜。

③ 用按摩棒或中指按揉膻中穴，按揉时力度要适中，每次2分钟。

④ 双手重叠掌心朝内放于上腹部作顺时针环形摩动，注意摩动时力度要适中，每次2分钟，以感觉发热为宜。

⑤ 双手握拳绕过腰部，用拳背按揉脾俞穴，注意按揉时力度要适

中，每次1分钟，以感觉酸胀为宜。

⑥ 一侧拇指分别按揉对侧尺泽、列缺穴，其余四指环抱肘后、腕关节，力度适中，每穴每次2分钟，以感觉酸胀为宜。双手交替进行。

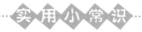

慢性支气管炎的饮食原则

① 饮食最好以清淡的方式为主，少吃煎、炸食物。

② 在寒冷季节应多吃一些含热量高的肉类暖性食品，以增强御寒能力。

③ 除荤食外，应经常进食新鲜的蔬菜瓜果，如梨、枇杷、芒果、草莓、葡萄、白菜、油菜、白萝卜、胡萝卜、山药等，以保证维生素C的摄取量。

④ 日常生活中，多摄取含有维生素A的食物也是必不可少的，其有保护呼吸道黏膜的作用。

⑤ 每日还要补充充足的水分。

▶▶ 精确取穴

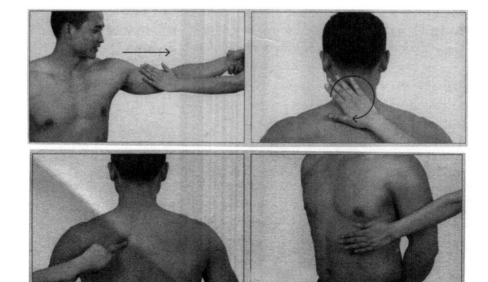

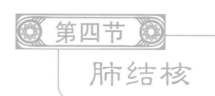

第四节

肺结核

肺结核俗称痨病，是由于感染结核杆菌所引起的一种对健康危害较大的慢性传染病，此病一年四季均可发生。中医认为本病病机是肺阴虚，在常规用药的同时可通过按摩缓解此病症状。

自我按摩

① 以圆珠笔端按压于肘部尺泽、孔最、中府穴1～2分钟，然后点揉尺泽穴3～5分钟，至局部有酸胀感。

② 以一手拇指指端或按摩工具置于内关穴上，着力按压3～5分钟，指按后可配合指揉，以局部有酸胀感，并向上肢放射为佳。

③ 用一只手的四指并置于一侧胸大肌胸骨缘，然后沿肋间隙向外梳摩至中府穴，再用拇指于中府穴处着力点按，长按3～5分钟，以上肢有麻胀感为宜，另一侧同样操作。

▶ 精确取穴

尺泽　孔最　中府　内关

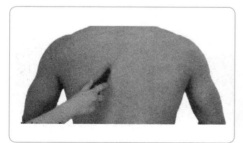
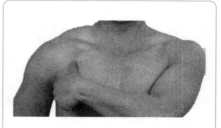

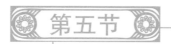

第五节
食欲不振

食欲不振是指进食的欲望降低，完全不思进食则称厌食。长期食欲不振会导致精神疲惫、体重减轻、记忆力下降、身体免疫力下降等。食欲不振应针对病因，辨证治疗，并通过各种方式促进消化，其中按摩就是很好的治疗方式之一。

自我按摩

① 手掌按于膻中穴，顺时针、逆时针各按揉2分钟。

② 仰卧，用拇指指腹依次点按中脘、下脘、天枢、大横、气海、关元穴，单、双手操作均可。

③ 用按摩槌叩击足三里、丰隆、三阴交穴，叩击时可根据肌肉丰厚度来灵活调整力度。

▶▶ 精确取穴

天枢　足三里　丰隆　三阴交　大横　胃俞　大肠俞　脾俞　内关　下脘　中脘
膻中　气海　关元

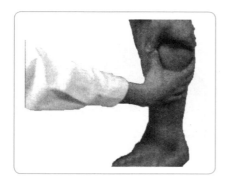

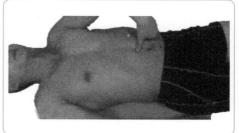

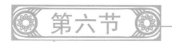

第六节
胃肠道胀气

胃肠道胀气是体内积聚的气体无法排出体外，对消化系统形成压力，使人产生胀气甚至疼痛的不适感。多为主观上感到腹部的一部分或全腹部胀满。消化不良是引起胃肠道胀气的主要原因。主要症状为频繁地排气、打嗝、腹胀甚至胃部疼痛。

自我按摩

① 取仰卧位或舒适的站位，拇指指腹顺时针或逆时针点揉膻中穴2分钟。

② 拇指指腹点按中脘、下脘、天枢、气海穴，每穴每次2分钟，轻重交替进行，以局部温热为宜。

③ 双掌重叠，以肚脐为中心顺时针按揉腹部，以带动皮下肌肉为度，每次50圈。

④ 双掌自肋弓下缘沿任脉两侧向下直推。

▶ 精确取穴

天枢	足三里	上巨虚	丰隆	条口	梁门	脾俞	胃俞	膻中	中脘	气海
下脘	建里									

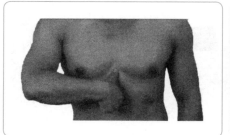

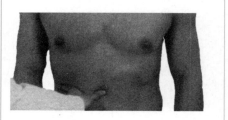

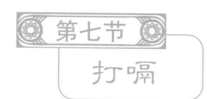

第七节

打嗝

打嗝是膈肌痉挛的俗称，是由于某种刺激引起膈神经过度兴奋，膈肌痉挛所致的气逆上冲，喉间呃呃连声，声短而频，令人不能自主的一种病症，可伴呕吐、情绪紧张。通过按摩可缓解以上症状。

自我按摩

① 用拇指指腹点按内关、神门、劳宫穴，每穴每次2分钟。

② 用拇指指腹点按天突穴，逐渐用力，轻重交替，每次5分钟。

③ 食指、中指指腹自膻中穴推至鸠尾穴，自上而下，反复2分钟。

▶▶ 精确取穴

| 合谷 | 手三里 | 曲池 | 神门 | 风门 | 膈俞 | 内关 | 劳宫 | 天突 | 膻中 | 鸠尾 |

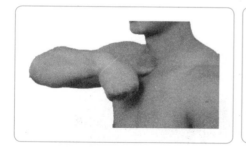

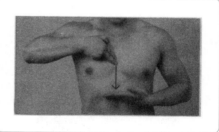

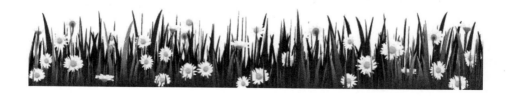

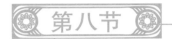

消化性溃疡

消化性溃疡是指仅见于胃肠道与胃液接触部位的慢性溃疡，其形成和发展与胃液中的胃酸和胃蛋白酶的消化作用有关。由于该溃疡主要发生在胃和十二指肠，所以又称"胃、十二指肠溃疡"。患者只要规律生活与饮食，规范用药，再配以按摩，病情可得到有效控制。

按摩疗法

① 用四个手指握住外踝的悬钟穴，大拇指按在三阴交穴上，拇指端一紧一松用力按压，适当配合按揉动作，使之有酸胀麻感。

② 仰卧位，以关元穴为中心，用掌摩法在腹部轻轻推摩3～5分钟。

③ 用掌心擦法在脊柱两侧反复按摩3～5分钟，擦法由轻渐重，由慢渐快，使皮肤红润即可。

④ 单食指扣压法按揉脚底的肾、副甲状腺等反射区各50次；单食指扣压法推压脚底的腹腔神经丛、胃、十二指肠、大肠、小肠等反射区各50次；双拇指捏指法推压脚背处的横膈膜、胸等反射区各30次；双拇指捏指法按揉脚背处的上、下身淋巴反射区各30次。

▶ 精确取穴

三阴交　关元　脾俞　胃俞　膈俞　肝俞　悬钟

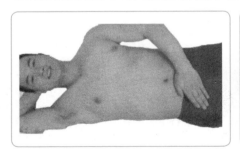

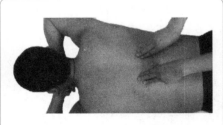

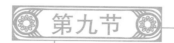

第九节

慢性胃炎

慢性胃炎是由多种病因引起的胃黏膜慢性炎症。主要症状为在进食后上腹部出现无规律的阵发性或持续性疼痛，伴有食欲减退、恶心、呕吐、反酸、腹胀、消瘦、贫血等症状。平时配合按摩，可防止胃炎发作和减轻胃炎的症状。

按摩疗法

① 被按摩者取仰卧位，按摩者双手摩擦变热以后，双手重叠掌心放在被按摩者的上腹胃脘部，按顺时针方向摩擦，注意摩擦时用力要稍重，每次5分钟，至感觉温热为宜。

② 按摩者用拇指指腹按压被按摩者的中脘、神阙、巨阙穴，每穴每次3分钟，至被按摩者感觉酸胀为宜。

③ 按摩者将食指、中指、无名指、小拇指并拢，沿被按摩者的身体前正中线进行上下按摩，注意按摩时力度要适中，反复3分钟。

④ 按摩者用拇指按压被按摩者的足三里穴，注意按压时用力要稍重，每次3分钟。

⑤ 被按摩者改为俯卧位，按摩着用拇指指腹按压被按摩着的胃俞、肝俞、脾俞、膈俞穴，注意按压时用力要稍重，每穴每次3分钟。

▶ 精确取穴

足三里 脾俞 胃俞 膈俞 肝俞 中脘 神阙 巨阙

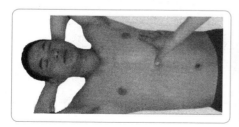

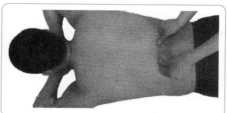

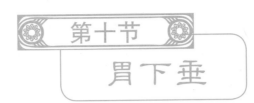

第十节 胃下垂

胃下垂是指站立时，胃的下缘垂至盆腔、胃小弯弧线的最低点，甚至降至髂嵴连线以下的一种病症。胃下垂严重者上腹部时常会感觉不适，饭后伴有恶心、便秘等。胃下垂患者可适当按摩，可以缓解病痛。

按摩疗法

① 被按摩者俯卧，按摩者沿被按摩者脊柱两侧推摩，上下反复3次。再沿脊柱旁1.5寸处，自下而上作捏脊法，上下反复3次。

② 按摩者双手五指并拢，沿被按摩者的脊柱两旁1.5寸处点按，用力要稍重，上下反复3次。

③ 按摩者用双手拇指按揉被按摩者的肝俞、脾俞、胃俞、小肠俞穴，力度要适中，每穴3分钟。

④ 被按摩者改为仰卧位，按摩者将手掌放在被按摩者肚脐上，按顺时针方向推摩20~30次。

⑤ 按摩者用双手拇指按揉内关、关元、气海俞穴，每穴每次3分钟，至被按摩者感到酸胀为宜。

▶ 精确取穴

内关　关元　中脘　曲池　足三里　肝俞　脾俞　胃俞　小肠俞　气海俞

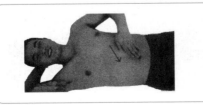

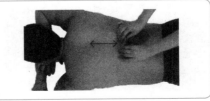

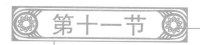

第十一节

胃痉挛

胃痉挛是指胃部肌肉抽搐，表现为上腹部疼痛、呕吐等症状。具体的疼痛程度根据各人的情况有所不同，尤其疼痛剧烈时，患者不得不将身体蜷缩起来；更严重的，会出现呕吐、晕厥。按摩疗法有助于缓解胃痉挛。

按摩疗法

① 被按摩者取仰卧位或坐位，按摩者用拇指指腹按压被按摩者的梁丘、足三里、三阴交、解溪穴，每穴每次3分钟，至被按摩者感到酸胀为宜。

② 按摩者一手固定被按摩者的手臂，一手用拇指指腹按压手三里，每次3分钟，至被按摩者感到酸胀为宜。

③ 按摩者将双手食指并拢从被按摩者梁门推至不容穴，注意按压时用力要稍重，配合被按摩者的呼吸，反复20次。

▶ 精确取穴

三阴交　梁丘　解溪　足三里　不容　梁门　手三里　肝俞　胆俞　脾俞　胃俞

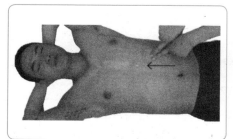

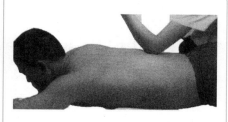

第十二节

慢性胆囊炎

慢性胆囊炎是一种常见病。主要症状有右上腹部隐痛、腹胀、嗳气、恶心等，尤其在进食油腻食物后症状更为明显。具体表现为餐后反复出现发作性右上腹疼痛，并向右肩胛下区放射，持续时间长，并伴有恶心、呕吐等症状。中医经络按摩可改善慢性胆囊炎的相关症状。

按摩疗法

① 被按摩者取俯卧位，按摩者用掌根按揉被按摩者的右背疼痛部位，反复10分钟。

② 按摩者用拇指指腹按压被按摩者的肝俞、胆俞穴，注意按压时用力要稍重，每穴每次5分钟，至疼痛缓解为宜。

③ 按摩者将双手重叠，垂直按压被按摩者的脊柱，自上而下反复5次。

▶ 精确取穴

肝俞　胆俞　内关　合谷　阳陵泉　足三里

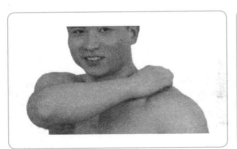
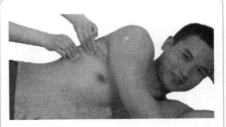

第十三节
慢性肠炎

慢性肠炎泛指肠道的慢性炎症性疾病，临床表现为长期慢性或反复发作的腹痛、腹泻及消化不良等症，重者可有黏液便或水样便。平时注意健康饮食，再辅助按摩，对慢性肠炎有一定的改善作用。

按摩疗法

① 被按摩者取仰卧位，按摩者用拇指指腹按揉天枢、大巨、关元穴，每穴每次2分钟，至被按摩者感觉酸胀为宜。

② 按摩者除拇指以外，其余四指并拢，用指腹沿被按摩者的肚脐周围按顺时针方向摩擦20次。

③ 按摩者用拇指指腹按压被按摩者的手三里、合谷、曲池、足三里、三阴交、复溜、太溪穴，每穴每次3分钟，直至被按摩者感觉酸胀为宜。

④ 按摩者用双手拇指指腹沿被按摩者脊柱两侧按压胃俞、肝俞、胆俞、脾俞穴，注意按压时用力要稍重，每穴每次1分钟。

▶▶ 精确取穴

天枢 大巨 足三里 关元 三阴交 复溜 太溪 手三里 合谷 曲池 大肠俞 小肠俞 肝俞 胆俞 脾俞 胃俞

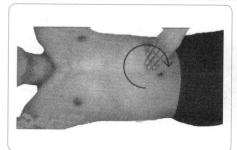
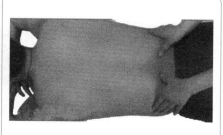

第十四节

慢性肝炎

急性肝炎（乙型或丙型）迁延不愈，病程超过半年即为慢性肝炎。慢性肝炎的常见症状为乏力、食欲不振、肝区轻微疼痛、偶尔出现黄疸、肝脏轻度肿大、少数患者可有脾肿大。慢性肝炎患者可通过日常按摩来缓解病情。

按摩疗法

① 被按摩者取仰卧位或坐位，按摩者用双手拇指点按被按摩者的太阳、头维、百会穴，每穴每次3分钟。

② 按摩者用牛角按摩器点按被按摩者的膻中、中脘、天枢、章门、足三里穴，注意点按时力度要适中，每穴每次5分钟。

③ 被按摩者改为俯卧位，按摩者用双手拇指指腹按揉肝俞、胆俞、肾俞、大肠俞穴，每穴每次5分钟。

④ 慢性肝炎较严重者，按摩者可用综合手法进行40～60分钟的全身推拿按摩，力度不宜过大。

▶ 精确取穴

| 太阳 | 头维 | 足三里 | 天枢 | 膻中 | 中脘 | 章门 | 百会 | 肝俞 | 胆俞 | 肾俞 | 大肠俞 |

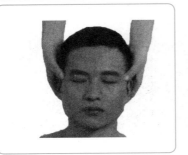
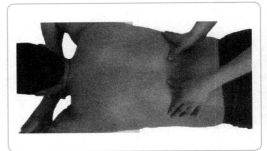

第十五节

慢性痢疾

以长期或反复发作的腹部隐痛、里急后重、粪质稀烂或便中带血为特点的痢疾，称为慢性痢疾。细菌感染是该病的常见原因，为肠道传染病，应到医院检查、诊断与治疗，平时也可多做家庭按摩辅助治疗。

自我按摩

① 取牛角按摩器或按摩棒按压曲池、手三里、合谷穴，按压时力度要适中，每穴每次5分钟。

② 用单手手掌推摩下腹部，顺时针、逆时针方向各10圈，至感觉温热为宜。

③ 用双手拇指指腹按揉中脘、大巨、天枢穴，注意按压时力度要稍轻，每穴每次2分钟，至感觉酸胀为宜。

▶ 精确取穴

| 筑宾 | 大肠俞 | 小肠俞 | 脾俞 | 胃俞 | 大椎 | 曲池 | 手三里 | 合谷 | 中脘 | 大巨 |
| 天枢 | 阳陵泉 | 三阴交 | | | | | | | | |

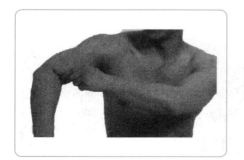

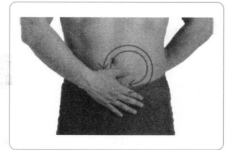

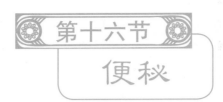

便秘是指排便次数明显减少，每2～3天或更长时间一次，并且大便干燥，排便困难，甚至需要借用泻药或灌肠。长期便秘会因粪便在体内停留时间过长，致使体内代谢废物不能排出，带来许多不良后果，损害健康。中医按摩疗法可帮你轻松解决便秘难题。

按摩疗法

① 被按摩者取仰卧位，按摩者用单手掌心顺时针推摩被按摩者的小腹部，每次5分钟。

② 按摩者用拇指指腹按揉被按摩者的中脘、天枢、关元、巨阙、大巨穴，注意按揉时力度要适中，每穴每次2分钟。

③ 按摩者用拇指指腹按揉被按摩者的手三里、三阴交、足三里穴，注意按揉时用力要稍重，每穴每次5分钟，至被按摩者感觉酸胀为宜。

④ 被按摩者改为俯卧，按摩者用拇指指腹按揉脾俞、胃俞、肝俞、肾俞、大肠俞穴，每穴每次5分钟，至被按摩者感觉酸胀为宜。

⑤ 按摩者在被按摩者的腰背部用按摩器做上下快速摩擦动作，至被按摩者感觉温热为宜。

自我按摩

① 双手重叠，掌心按于脐部，以肚脐为中心推摩腹部，范围逐渐扩大，注意推摩时力度要适中，按顺时针方向按摩50圈，然后轻拍腹部15次。

② 用拇指指腹按揉中脘、天枢穴，注意按压时用力要稍轻，每穴每次2分钟。

③ 用单手掌心沿顺时针方向按揉神阙穴，每次5分钟，至腹部肠鸣，

并产生排气感和便意为宜。

④ 单手食指、中指指腹沿顺时针按摩气海穴。按摩此穴不宜用力过大。

⑤ 用按摩棒按压承山穴，每次1分钟，再拿捏承山穴周围的腓肠肌30次。口臭者加按足三里1分钟。

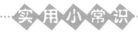

便秘重在预防

① 本病的预防在于注意生活、饮食的调摄。饮食宜清淡，多食粗粮及蔬菜水果；多饮水；避免久坐少动；避免情志刺激，保持情绪稳定。同时应该摄取高蛋白质、富含膳食纤维的食物，特别是含纤维素多的新鲜蔬菜，如芹菜、韭菜及水果、粗粮等。因为这些食物既可供给人体丰富的维生素C，又能提供足够的食物残渣，刺激肠壁，促使肠蠕动加快，使粪便易于排出体外。

② 按摩治疗对于功能性便秘有较好的疗效，因此可在平时多进行自我按摩，如经治疗多次而无效者须查明原因，针对病因治疗。

③ 平时应坚持体育锻炼，养成定时排便的好习惯。

▶ 精确取穴

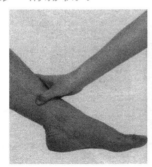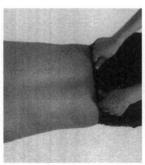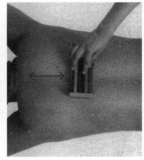

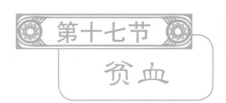

第十七节

贫血

贫血指全身循环血液中的红细胞总量和血红蛋白的含量明显低于正常标准。贫血的主要症状为面色苍白、四肢无力、心慌、呼吸急促、头晕、健忘、肌肤粗糙、月经量少甚至闭经等。时常进行按摩，可以促进血液循环，减轻贫血的症状。

自我按摩

① 拇指指腹按于对侧手三里穴上，做与肌腱垂直方向的弹拨动作，每次2分钟，以局部有酸胀感或沿经脉循行方向有放射感为宜。

② 用木槌叩击大腿外侧风市穴，依次向下叩击至膝关节上方，反复操作10遍，逐渐用力。

③ 拇指指腹按揉足三里，其余四指置于小腿肚处以助力，拇指逐渐用力，点揉5分钟。

精确取穴

手三里　风市　三阴交　中脘　关元　气海　天枢　足三里　膏肓　脾俞　胃俞　肾俞

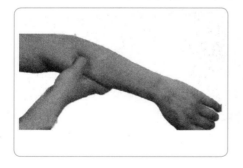

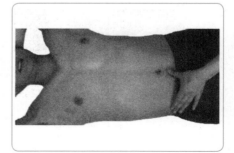

第十八节

低血压

低血压是指成年人在安静状态下收缩压低于90毫米汞柱（12千帕），舒张压低于60毫米汞柱（8千帕）。主要表现为头晕、头痛、脸色苍白等症状。一般认为，成年人血压低于90／60毫米汞柱（12／8千帕）即为低血压。按摩可以帮助低血压患者改善以上症状。

自我按摩

① 取仰卧位，用掌心先按顺时针方向，再按逆时针方向按摩神阙及其周围，每次5分钟。

② 用拇指指腹按揉气海，按揉10次。

③ 用拇指指腹按揉神门、内关、三阴交穴，每穴每次2分钟。

▶ 精确取穴

百会　中脘　气海　神阙　天枢　三阴交　涌泉　神门　内关　心俞　膈俞　肝俞　脾俞

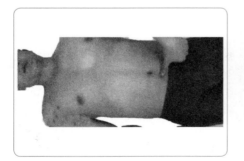
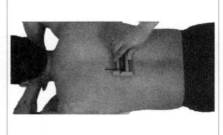

第十九节

高血压

凡正常成人多次测量后，其收缩压大于或等于140毫米汞柱和（或）舒张压大于或等于90毫米汞柱，即可诊断为高血压。高血压是常见的心血管疾病，最初症状多为容易疲劳、头晕，休息后症状可缓解。劳累或情绪激动等引起的血压升高，会出现头痛、恶心、呕吐、心悸、气短等伴随症状。适当按摩可减轻高血压症状。

按摩疗法

① 被按摩者取坐位，按摩者用拇指和食指按压被按摩者双侧的风池穴，每次2分钟。

② 按摩者用双手提拿被按摩者的肩颈部肌肉，反复操作20次，至被按摩者感到酸胀为宜。

③ 被按摩者改为仰卧位，按摩者将双手重叠，掌心放在肚脐上方，顺时针方向按摩，每次2分钟。

④ 按摩者用双手拇指指腹按揉被按摩者气海、关元、内关、曲池、三阴交、阳陵泉穴，每穴每次2分钟。

⑤ 按摩者用单手食指、中指、无名指并拢摩擦被按摩者的涌泉穴，直至脚心发热为宜。

⑥ 按摩者用拇指按压或用按摩棒点按被按摩者的阳溪穴1分钟，力度宜重，但是应注意不要损伤皮肤。

自我按摩

① 身体放松，思想集中，静坐10分钟。

② 用双手拇指指腹按揉太阳、攒竹、百会穴，每穴每次2分钟。

③ 用按摩棒按压、摩擦风池、曲池、内关穴，每穴每次2分钟。

④ 将双手五指分开成爪形，由前发际向后发际抹动，如十指梳头状，反复30次，或用木梳代替手指。

⑤ 用拇指和食指捏住耳廓，反复按揉3~5分钟，左右各50次。

⑥ 用双手拇指指腹按揉印堂穴，用力需均匀，每次2分钟。

⑦ 用双手拇指指腹从眉头推至两侧眉梢后的太阳穴，每次2分钟。

⑧ 用单手食指、中指、无名指并拢或用按摩器摩擦涌泉穴，注意用力须均匀，至脚心发热为宜。

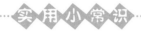

高血压的饮食原则

① 饮食以清淡、低盐、富含维生素与矿物质的食物为主，避免摄入过多胆固醇。

② 饮食安排应少食多餐，避免过饱。

③ 少吃高脂肪食物，因为摄入过多高脂肪、高热量食物可引起血液黏稠度增高，血管壁弹性减弱，进而诱发高血压。

④ 忌吃辛辣刺激性的调料及调味品类，如辣椒、芥末、咖喱粉等。

▶▶ 精确取穴

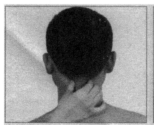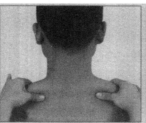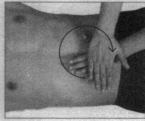

第二十节

冠心病

冠心病即冠状动脉粥样硬化性心脏病。当供应心脏血液的动脉发生严重粥样硬化性狭窄、阻塞或痉挛，会造成冠状动脉供血不足、心肌缺血或梗死，便引发了冠心病。家庭中如有冠心病患者，通过简单的穴位按摩可以缓解冠心病的症状。

按摩疗法

① 被按摩者取俯卧位，按摩者按揉被按摩者左侧肩胛区，每次5分钟，按揉时用力要稍重，至被按摩者左侧肩胛区感到温热为宜。

② 按摩者用拇指指腹按揉被按摩者背部心俞、厥阴俞、膏肓、神堂穴，每穴每次5分钟，至被按摩者感到酸胀为宜。

③ 按摩者用手指沿背部正中督脉如至阳、中枢、悬枢等穴，拿捏、按压，从上向下，反复3次。

④ 按摩者用双手掌侧缘摩擦被按摩者背部督脉以及膀胱经。

⑤ 被按摩者改为仰卧位，按摩者用掌心快速摩擦心前区2分钟，然后从胸部过肩，到上肢内侧推拿，反复20次。

⑥ 按摩者双手五指稍微分开，沿被按摩者肋骨走向左右摩擦40次，注意摩擦的时候用力要稍重，至被按摩者感到微热为宜。

⑦ 按摩者用拇指指腹按压被按摩者极泉、内关穴，每穴每次3分钟，至被按摩者感到酸胀为宜。

自我按摩

① 双手互相摩擦发热，然后摩擦胸部，摩擦时用力要稍重，反复50次。

① 用右手食指指腹按压左侧腋窝下极泉穴，注意按压时力度要适

中，每次5分钟，至感到麻木为宜。

① 用木槌叩击内关穴，力度要适中为宜，每次2分钟左右。

① 睡前用掌心轻拍心前区40次，可以起到预防冠心病发作的作用。

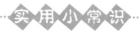

预防冠心病的饮食调养原则

① 降低脂肪与胆固醇的摄入量，增加植物蛋白的摄入量。其中，大豆蛋白含异黄酮可降低体内胆固醇水平，预防冠心病效果好。

② 适当增加摄入有益的无机盐和微量元素，如镁、钙、锰、铜、锌等，能够降低冠心病的发病率。

③ 注意控制盐的摄取量，每日摄入盐3～5克为宜。

④ 茶叶有降低胆固醇的作用，对预防动脉粥样硬化有益。

▶ **精确取穴**

心俞　厥阴俞　膏肓　神堂　极泉　至阳中枢　悬枢　内关

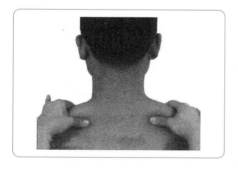
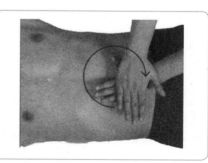

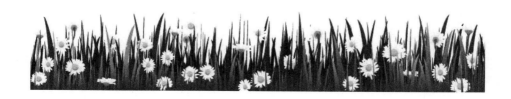

第二十一节

心绞痛

心绞痛是冠状动脉供血不足，心肌急剧的、暂时的缺血与缺氧所引起的临床综合征。发病时可表现为阵发性的前胸压榨性疼痛，可伴随其他症状。一般休息或服用硝酸甘油后消失。

按摩疗法

① 每日早晚，仰卧或坐在床上，全身放松，平缓呼吸，将一手的食指、中指和无名指并拢，按摩对侧腋窝100次。

② 用拇指指腹点按膻中穴，点按时力度要轻柔缓慢，顺时针方向、逆时针方向各按揉30次。

③ 双手五指张开，从胸前的胸骨中央开始，向对侧肋骨间隙平擦肋弓20次，用力要稍重。双臂分别屈肘置于背后，用手背轻拍背部30次。

④ 用拇指腹按揉内关穴，按揉力度要适中，以感觉微热为宜，每次3分钟。

⑤ 按摩者用拇指指腹或圆钝物按压被按摩者背部第七胸椎下至阳穴，每次3~5分钟。

➤ 精确取穴

少冲　膻中　内关　至阳

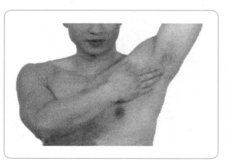
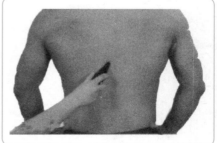

第二十二节

心律失常

心律失常是指窦房结激动异常或激动产生于窦房结以外，激动的传导缓慢、阻滞或经异常通道传导，即心脏活动的起源和传导障碍导致的心脏搏动的频率和节律异常。目前，多采用药物治疗，穴位按摩可以辅助治疗心律失常。

自我按摩

❶ 一手拇指指尖掐按住另一手的神门、通里、间使穴，用重手法进行掐揉，约5分钟后再掐按另一手的神门穴5分钟，以局部有酸胀感为度。

❷ 用圆珠笔端或按摩棒用力点揉内关、尺泽穴，做平行于两筋方向的按揉。力量要大，以被按摩者可承受为度，每次按揉5分钟。

❸ 一手拇指在膻中、三阴交、丰隆上下来回推擦，以局部有温热感为度，力量适中。

▶▶ 精确取穴

神门　通里　内关　间使　三阴交　膻中　尺泽　丰隆

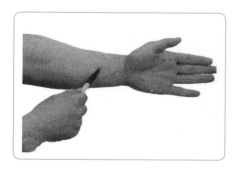
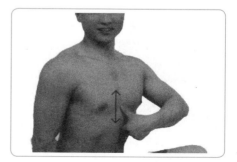

第二十三节

心力衰竭

心力衰竭，又称充血性心力衰竭或心功能不全，是指心脏因疾病、过劳、排血功能减弱，以至排血量不能满足器官及组织代谢的需要。主要症状是呼吸困难、喘息、水肿等。按摩内关、神门等特效穴位，可以为血液循环增加动力，对预防心力衰竭大有裨益。

自我按摩

① 坐在椅子上，将两手的中指叠放于巨阙穴上。呼气时默念"1、2、3"，用力按揉穴位；吸气时默念"4、5、6"，减压。反复做5～6次。

② 两手中指叠放在膻中穴上，挺胸的同时按压穴位。吸气时默念"1、2、3"，挺胸，用力按压穴位；呼气时默念"4、5、6"，减轻压力。此动作做5～6次。

▶ 精确取穴

| 内关 | 中冲 | 合谷 | 神门 | 少冲 | 巨阙 | 膻中 | 中泉 | 心俞 |

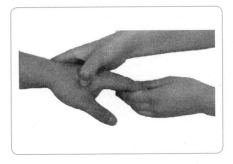
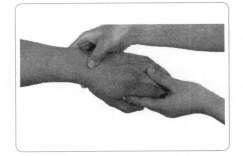

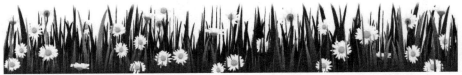

第二十四节

脑卒中

脑卒中是因各种诱发因素引起脑内动脉狭窄、闭塞或破裂，致脑局部血液循环障碍，进而导致脑部神经功能障碍的病症。脑卒中的主要症状为突然昏倒、口吐泡沫、肢体抽搐或无力等。按摩有疏通经络、行气活血之效，在脑卒中恢复期可控制或减轻脑卒中症状。

按摩疗法

① 被按摩者取坐位，按摩者用双手拇指指腹按揉被按摩者头部百会、囟会、印堂、太阳穴，用力适中，每穴每次3分钟。

② 坚持梳头是预防脑卒中一种最简单易行的好办法。

③ 被按摩者取俯卧位，按摩者用双手拿捏或按揉被按摩者肩颈部的斜方肌和督俞、膀胱俞、大肠俞、三焦俞穴，用力稍重，以被按摩者感到酸胀为度。

④ 被按摩者取坐位，按摩者用单手拇指指腹按揉被按摩者肩颈部的肌肉和肩井、天柱、哑门、风池穴，用力适中，每穴每次3分钟。

精确取穴

足三里 哑门 百会 囟会 印堂 风池 肩井 手三里 合谷 内关 天府
太阳 涌泉 天柱 委中 督俞 膀胱俞 大肠俞 三焦俞

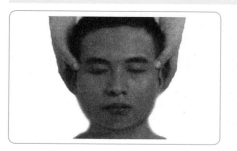
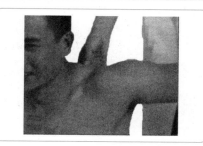

第二十五节
面神经麻痹

面神经麻痹是指面神经功能障碍，使面部表情肌瘫痪，表现为口眼歪斜，不能露齿、鼓腮、吹口哨、皱眉，也称"面瘫"。该病可发生于任何年龄人群，初起时有耳后、耳下及面部疼痛，有的还可出现患侧舌前2/3味觉减退或消失等。中医按摩可改善此病的症状。

自我按摩

① 取坐位，用拇指指腹按揉丝竹空、睛明、四白、瞳子髎、阳白、颧髎、攒竹、水沟、承浆、翳风、颊车、地仓穴，每穴每次2分钟。

② 拇指固定，食、中、无名指猛力弹出，以指端自上而下依次弹击面颊，力度要适中。

③ 用拇指指腹按揉曲池、合谷、外关、阳池穴，每穴每次2分钟。

▶ 精确取穴

曲池　合谷　瞳子髎　阳白　水沟　睛明　攒竹　颧髎　四白　地仓　颊车　承浆　丝竹空　阳池　外关　翳风

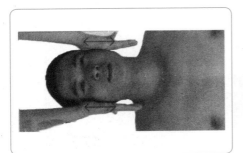
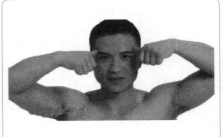

第二十六节
肋间神经痛

肋间神经痛是指肋间神经受到不同原因所产生的压迫、刺激，而出现胸部肋间或腹部呈带状疼痛的一种综合征，疼痛时可沿相应的肋间隙向前放射至侧胸部。穴位按摩可减轻疼痛，让病情得到缓解。

自我按摩

① 取坐位，将右手除拇指外其余四指并拢，紧贴在大椎穴上，推擦时力度要适中，反复推擦1分钟。

② 将一手中指指腹或按摩器放在对侧肩部肩井穴上，按揉1分钟，力度要适中。双肩交替进行。

③ 一手半握拳，中指伸直，将中指指腹放在对侧缺盆穴上按揉1分钟，力度要适中。双侧交替进行。

④ 手指张开呈爪形，将指尖放于对侧胸骨旁肋间处，从胸前正中线沿肋间向旁侧分推1分钟，分推时力度要适中，至感觉温热为宜。

▶ 精确取穴

肩井　内关　曲池　合谷　外关　大椎　膻中　缺盆

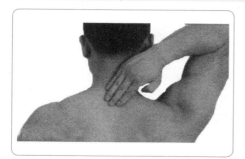

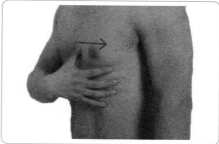

第二十七节
坐骨神经痛

坐骨神经痛是由于坐骨神经周围组织的压迫或其本身的病变引起的沿坐骨神经通路发生的疼痛症候群。主要症状为坐骨神经分布的臀部、下肢后侧及外侧、足背外侧出现放射性疼痛，多见于单侧病变，打喷嚏或大便时疼痛感会加重。按摩疗法可有效缓解坐骨神经痛。

自我按摩

① 患侧朝上侧卧，患侧手食指、中指、无名指、小指四指并拢，从肾俞穴向下经臀部后侧，经大腿后侧按揉至委中穴，反复操作5次。

② 患侧手握空拳，叩击腰部及大腿后侧，从肾俞穴经环跳穴至委中穴，反复操作5次，逐渐用力，以局部有酸胀、放射感为宜。可用按摩槌代替手进行叩击。

③ 按摩者取坐位，往返捏揉小腿后侧3～5次，点按承山2分钟。

④ 拇指和食指相对用力捏拿昆仑、太溪穴，每次2分钟，以局部有酸胀感为佳。

▶ 精确取穴

环跳　肾俞　承扶　殷门　委中　承山　昆仑　太溪

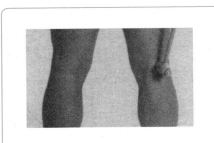
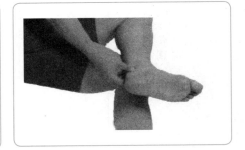

第二十八节
脂肪肝

脂肪肝是指由于各种原因引起的肝细胞内脂肪堆积过多的病变。正常肝脏脂肪占肝重的3%～4%，若脂肪含量超过肝重的5%即为脂肪肝。脂肪肝分为轻度、中度和重度脂肪肝，都可以用按摩来辅助治疗。

自我按摩

① 取坐位，屈肘，肘横纹头呈现凹陷处即是曲池穴。以食指尖按摩另一臂的曲池穴，直至有酸重感为宜，并向手放射，两手交换按揉1～2分钟。

② 取坐位，双手四指屈曲，按在小腿处，敲击双腿足三里穴，力度适中，连做30次。两侧交替进行。

▶ 精确取穴

曲池　胆俞　肝俞　关元　足三里

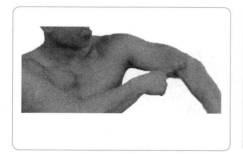

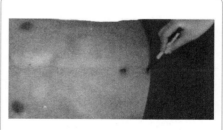

第二十九节
高脂血症

高脂血症主要是指血浆中胆固醇和（或）甘油三酯的含量增高，是中老年的常见病之一。学会家庭按摩，有助于预防和改善高脂血症。

按摩疗法

① 被按摩者取仰卧位，按摩者双手拇指指腹点按合谷、少商、鱼际、阳池穴，按揉时力度要适中，每穴每次2分钟。

② 按摩者用单手拇指指尖点按或按摩被按摩者脚部的脑垂体反射区及手部的心反射区，按摩力度以被按摩者能耐受为度。

③ 用双手拇指指腹按揉太阳穴，注意按揉时用力要稍重，每次1分钟。

精确取穴

合谷　少商　鱼际　阳池　太阳　气海　中脘　内关

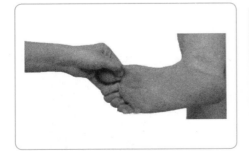
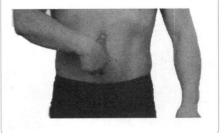

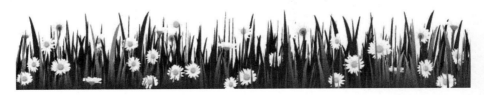

第三十节
肥胖症

肥胖通常指体内脂肪含量过多，体重明显超过标准体重。女性标准体重（千克）＝身高（厘米）－105、男性标准体重（千克）＝身高（厘米）－100，如果体重超过标准体重的20％，即为肥胖。肥胖可能会引发其他各种疾病，按摩有助减肥瘦身。

自我按摩

① 取坐位，以按摩工具点按足三里穴。左手点按左腿足三里穴，右手点按右腿足三里穴，以有酸胀痛感为佳。

② 取站位，两拇指重叠按压中脘、下脘穴，逐渐用力达到一定力度时，维持力度不变，持续点按2～4分钟。

③ 手掌贴于腹部，以肚脐为中心，顺时针按揉腹部50～100圈，可两手交替进行。

▶▶ 精确取穴

足三里　天枢　大横　大杼　大肠俞　膈俞　中脘　下脘

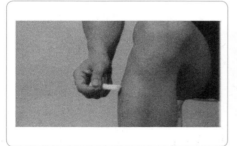
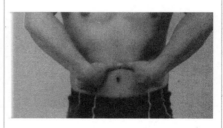

第三十一节

糖尿病

糖尿病是由遗传因素、免疫功能紊乱、微生物感染及精神因素等各种致病因子作用于机体导致胰岛功能减退、胰岛素抵抗而引发的一系列代谢紊乱综合征。临床以血糖升高为主要特征。常见症状为口渴多饮、易饥多食，小便次数增多、尿量增加、身体消瘦等。按摩有助于改善糖尿病相关症状。

自我按摩

① 用手掌掌根自胸骨下至中极穴推擦，注意推擦时力度要适中，每次2分钟。

② 用手掌掌根沿一侧侧腹部推擦至对侧侧腹部，然后用五指指腹勾擦回原处，每次3分钟。

③ 双手手指放在胸前，食指、中指、无名指、小指握拳，双手拇指轻按中脘穴5分钟。

④ 用拇指点揉气海、天枢穴，每穴每次2分钟。

▶ 精确取穴

天枢　足三里　合谷　血海　三阴交　脾俞　胃俞　肾俞　内关　中脘　关元
中极　气海

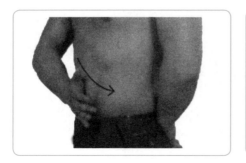
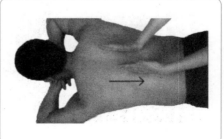

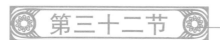

第三十二节
骨质疏松症

原发性骨质疏松是以骨量减少、骨的微观结构退化为特征的，致使骨的脆性增加以及易于发生骨折的一种全身性骨骼疾病。中老年人多见。常见症状有疼痛、身长缩短、驼背、骨折。经常进行自我按摩，可有效预防骨质疏松症，缓解骨质疏松症症状。

按摩疗法

① 取坐位，单手绕过腰部，以拇指指腹按揉命门穴3～5分钟。

② 取仰卧位或直坐位，单手五指屈曲，以拇指背按揉足三里穴2～3分钟。按揉时用力不可过大，以局部有酸胀感，并向下放射为宜。

③ 以一手拇指或食指指腹着力于一侧悬钟穴按压1～2分钟，可做顺时针或逆时针的揉法，以局部有酸痛感为宜。

④ 用衣服夹子夹合谷穴1～2分钟，夹子不宜过紧。

▶ 精确取穴

足三里　命门　悬钟　合谷

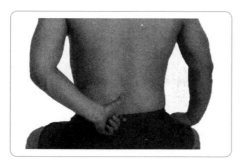

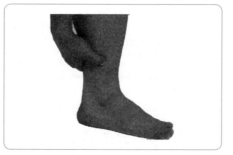

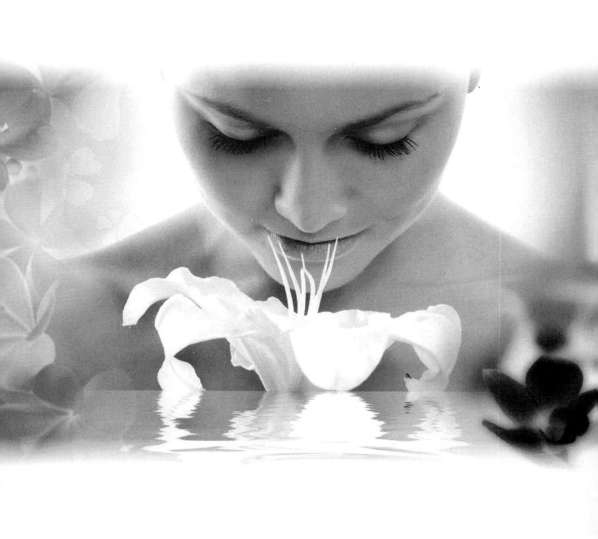

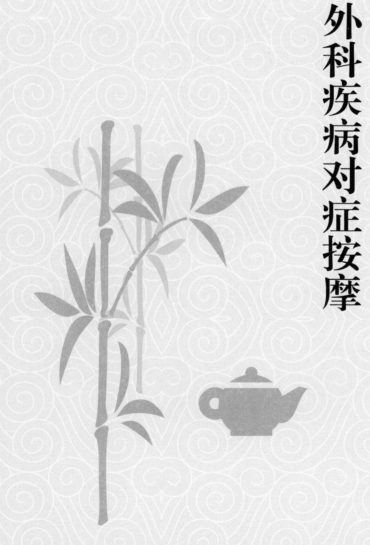

第六章

外科疾病对症按摩

第一节

肩周炎

早期肩关节呈阵发性疼痛，常因天气变化及劳累而诱发，以后逐渐发展为持续性疼痛，并逐渐加重，昼轻夜重，夜不能寐，不能向患侧侧卧，肩关节可能有广泛压痛，并向颈部及肘部放射，还可出现不同程度的三角肌的萎缩。

病理病因

肩关节的活动减少，尤其是上肢长期靠在身旁，垂于体侧，被认为是肩周炎最主要的诱发因素。肩关节本身变性，也很可能造成肩周炎。最常见导致肩周炎的软组织退行性疾病是肌腱炎和腱鞘炎，其次是撞击综合征和肩峰下损害。很多肩周炎患者从事手工作业、伏案久坐等具有不良姿势的职业，驼背明显更容易患肩周炎。

食疗保健

川乌生姜粥：川乌5克，粳米50克，姜少许，蜂蜜适量。把川乌洗净备用。粳米加水煮粥，粥快成时加入川乌，改用小火慢煎，煎煮须一小时以上，待熟后加入生姜，待冷后加蜂蜜，搅拌即可。每日1剂，趁热服用。

党参枸杞红枣汤：红枣12克，党参20克，枸杞各12克，白糖适量（或盐，据个人口味调整）。将党参洗净切成段。再将红枣、枸杞放入清水中浸泡5分钟后再捞出。将所有的材料放入砂锅中，然后放入适量的清水，一起煮沸。煮沸后改用文火再煲10分钟左右。将党参挑出，喝汤，吃枸杞、红枣。

● 健康贴士

① 按摩穴位前，对患侧肩关节前部及外侧进行自上而下掌揉3分钟，再对患侧上臂的肌肉揉捏2分钟，按摩效果会更好。处于急性期的患者进行按摩时，手法要轻柔。慢性期按摩力道可稍重，但也不宜过猛。

② 患者平时应适当做体育锻炼，比如练太极拳或者做甩手动作，增强肩关节的运动。注意保暖，睡觉时应穿内衣，肩部不要露在被子外面，避免肩部受寒着凉加重病情。

▶ 精确取穴

肩贞　肩井　手三里肩

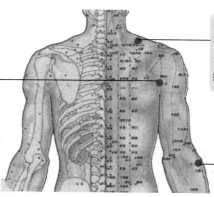

肩贞
位于人体的肩关节后下方，臂内收时，腋后纹头上1寸。

肩井
在肩上，前直乳中，当大椎穴与肩峰端连线的中点上。

手三里
在前臂背面桡侧，当阳溪与曲池连线上，肘横纹下2寸。

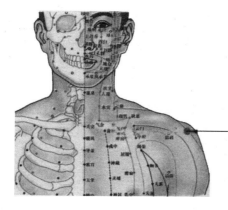

肩髃
在肩部，三角肌上，臂外展，或向前平伸时，当肩峰前下方凹陷处。

第二节

胆结石

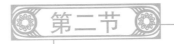

胆结石的发病症状表现为上腹疼痛并放射到肩和背部，且低热、恶心、呕吐、寒战、大汗淋漓甚至伴有黄疸。患者常自幼年即有腹痛、发冷、发热、黄疸反复发作的病史。并发症多且较严重，较常见的有化脓性肝内胆管炎、肝脓肿、胆道出血等。

病理病因

胆囊结石中大部分属于胆固醇结石，胆固醇结石的形成，主要是由于肝细胞合成的胆汁中胆固醇处于过饱和状态，以及胆汁中的蛋白质促胆固醇晶体成核作用，另外的因素则应归因于胆囊运动功能损害，它们共同作用，致使胆汁瘀滞，促发胆结石形成。

食疗保健

荸荠海蜇汤：荸荠30克，海蜇丝50克。将荸荠洗净，去皮，切块；海蜇丝洗净。将荸荠、海蜇丝一同放入砂锅中，加适量水，煎汤即可饮用。

洋葱炖乳鸽：乳鸽500克，洋葱250克，姜5克，白糖5克，酱油10克，胡椒粉、盐、味精适量。乳鸽洗净砍成小块，洋葱洗净切成角状：锅中加油烧热，下入洋葱片爆炒至出味。下入乳鸽，加高汤用文火炖20分钟，放白糖等调料至入味后出锅。可随意饮用。

● 健康贴士

　　饮食注意荤素搭配，避免过食肥甘厚味。尤其是晚上，应避免进食高胆固醇类食品，如鸡蛋（尤其是蛋黄）、肥肉、海鲜、无鳞鱼类、动物内脏等食品。宜多食各种新鲜水果、蔬菜，进食低脂肪、低胆固醇食品，如香菇、木耳、芹菜、豆芽、海带、藕、鱼肉、兔肉、鸡肉、鲜豆类等。宜用煮、蒸、烩、炒、拌、氽、炖的烹调方法，不用油煎、炸、烤、熏的烹调方法。胆囊炎、糖尿病、肾炎、甲状腺功能低下的患者要积极治疗，防止诱发胆结石。

▶▶ 精确取穴

期门　胆俞　章门

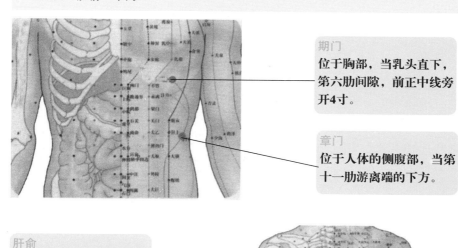

期门

位于胸部，当乳头直下，第六肋间隙，前正中线旁开4寸。

章门

位于人体的侧腹部，当第十一肋游离端的下方。

肝俞

在背部，当第九胸椎棘突下，旁开1.5寸。

胆俞

在背部，第十胸椎棘突

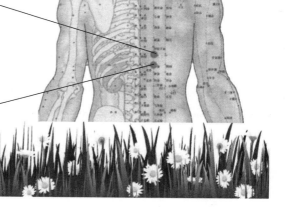

第三节

乳腺增生

乳腺增生疾病的症状主要以乳房周期性疼痛为特征。起初为游走性胀痛，乳房外上侧及中上部触痛明显，月经前疼痛加剧，月经后疼痛减退或消失。严重者经前经后均呈持续性疼痛。有时疼痛向腋部、肩背部、上肢等处放射。

病理病因

内分泌失调是公认的引起乳腺增生的一大因素。脂肪摄入过多，可影响卵巢的内分泌，强化雌激素对乳腺上皮细胞的刺激从而导致乳腺增生，人工流产、不生育或30岁以上生育、不哺乳、夫妻不和、服用含激素的保健品等都可能导致乳腺增生。此外过紧的胸罩易压迫淋巴和血液循环，也会导致乳腺增生。中医认为，乳房为肝经所主，长期情绪不佳，忧郁伤肝，可导致致乳房经脉不通，痰瘀互结，进而发展为乳腺增生。

食疗保健

豆腐干炒蒜苗：青蒜苗250克，豆腐干200克，植物油、食盐、味精各适量。将豆腐干洗净，切成丝：青蒜苗去根和老叶，洗净，切段。炒锅上火，下油，油热后放入蒜苗煸炒至呈现翠绿色，加入豆腐干，加盐继续煸炒至熟，再加入味精，炒匀即可装盘。

梅子枣芪汤：紫苏梅5颗，热开水600毫升，黑枣5颗，丹参75克，黄芪75克，冰糖少许。先将材料清洗，沥水；黑枣不宜软烂，可用温水先将其泡发。然后将黑枣、丹参、黄芪与紫苏梅放入杯中，冲入热开水10分钟后开盖加冰糖饮用。

●健康贴士

① 过度紧张刺激、忧虑悲伤，造成神经衰弱，会加重内分泌失调，促使增生症的加重，故应解除各种不良的心理刺激。

② 生活要有规律、劳逸结合，保持性生活和谐。

③ 多吃蔬菜和水果，多吃粗粮。黑豆最好，多吃核桃、黑芝麻、黑木耳、蘑菇。

④ 乳腺增生的预防还要注意避免人工流产，产妇多喂奶，能防患于未然。

▶▶ 精确取穴

膻中　乳根　肩井　天宗

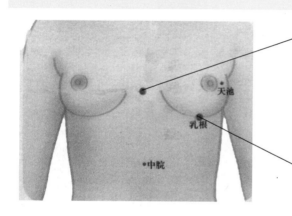

膻中

位于胸部，当前正中线上，平第四肋间隙两乳头连线的中点。

乳根

胸部，乳头直下，乳房根部，当第五肋间隙，距前正中线4寸处。

肩井

位于肩上，前直乳中，大椎与肩峰端连线的中点，即乳头正上方与肩线交接处。

天宗

在肩胛部，当冈下窝中央凹陷处，与第四胸椎相平。

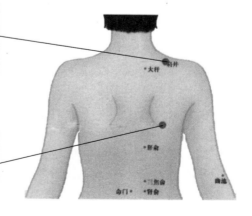

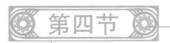

第四节

足跟痛

　　中医认为足跟痛常由肾虚导致，足跟痛又叫跟骨痛或跟痛症，是由多种原因引起的跟骨面痛，多与劳损和退行性病变有密切关系，常见于女性、肥胖者以及老年人。过重及过度负重或长时间行走者是易发此症的高危险人群。

病理病因

　　主要是跟后滑囊炎、跟腱腱鞘炎、腓骨肌腱鞘炎、跟骨下脂肪垫损伤、跟骨皮下滑囊炎、跟腱周围炎等。外伤、行站过久特别是负重行走、爬山等原因都可能导致足跟痛。人到老年，足部血管弹性减低，影响供血，足跟受凉受冻，都可能引起足跟痛。

●健康贴士

　　急性期应注意休息，减少承重导致疼痛，症状减轻后也应减少站立和行走。应穿软底鞋或在鞋内放海绵垫，减轻足跟压力。按摩后配合热敷，效果更佳。

➡ 精确取穴

昆仑　丘墟

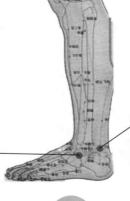

丘墟
足外踝的前下方，当趾长伸肌腱的外侧凹陷处。

昆仑
在外踝后方，当外踝尖与跟腱之间的凹陷处。

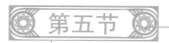

第五节

胰腺炎

急性胰腺炎表现为突然发作的急剧上腹痛，并伴有恶心、呕吐、发热、血压降低等症。病情严重时，很快发生休克、腹膜炎，部分患者发生猝死。

病理病因

胆管疾病如胆囊炎、胆石症等可能诱发胰腺炎。其他因素如病毒性肝炎、腹腔手术、十二指肠溃疡或炎症、腹部外伤也可引起胰腺炎发作。

●健康贴士

积极防治胆管疾病，是预防胰腺炎发生的重要条件。饮食要有规律，避免暴饮暴食及过食甘肥。不能酗酒，饮酒要适量。原有慢性胰腺炎和胆囊炎的人忌动物油、忌油炸食品。

➤ 精确取穴

天枢　足三里

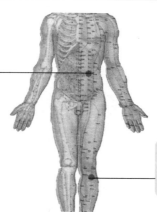

天枢
腹中部，平脐中，距脐中2寸处。

足三里
外膝眼下3寸，距胫骨前嵴1横指处。

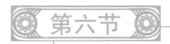

网球肘

初起时偶感肘外侧疼痛，严重时手臂疼痛、无力、无法举高，如果过于严重，可能连牙刷、筷子、汤匙都无法拿好，上厕所时拉链和纽扣也无法自己处理。

病理病因

网球肘又称肱骨外上髁炎，是肘关节外上髁局限性疼痛，并影响到伸缩手腕和前臂旋转功能的慢性酸痛性疾病，又称四十肘。网球肘多因长期劳累，伸腕肌起点反复受到牵拉刺激，引起部分撕裂和慢性炎症或局部的滑膜增厚、滑囊炎等变化。

● 健康贴士

按摩手法强度宜轻柔缓和。

打球之前，先做好手肘、手腕的暖身操，以免运动伤害。发现罹患网球肘症状，应立即减少手肘工作量或运动量。

精确取穴

手三里　支沟

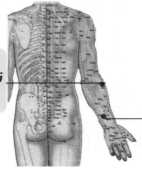

手三里
在前臂背面桡侧，当阳溪与曲池连线上，肘横纹下2寸。

支沟
人体的前臂背侧，当阳池穴与肘尖的连线上，腕背横纹上3寸，尺骨与桡骨之间。

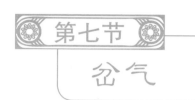

第七节

岔气

由于在不正确姿势下扭转胸部躯干，导致某肋椎关节错位，而发生一侧胸部疼痛、胸式呼吸受限的症状。患者胸部疼痛，胸闷不适，呼吸浅促，咳嗽、深呼吸均引起疼痛加重。

病理病因

因为人体主要的呼吸靠膈肌和肋间肌，所以一旦肋间肌痉挛时，人的胸部两侧便会作痛。主要是由于举重、推车、跳跃、扛抬重物、攀高或搬重物的时候，用力过猛或者用力不当，引起胸壁软组织挫伤、肋间关节错位，从而发生胸闷不适、呼吸气痛。没有运动习惯的人，在冰寒的气候下，活动量过大而流汗，氯化钠迅速降低，导致岔气。

● 健康贴士

疼痛时除了按摩解压，还可深呼吸，接着憋气不吐气，两手以节奏性出力捶打胸腔疼痛部位，重复几次，可以缓解岔气症状。

▶ **精确取穴**

云门　支沟

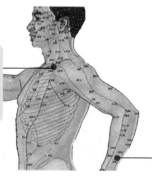

云门

胸前壁外上方，肩胛骨喙突上方，锁骨下窝（胸大肌与三肌之间）凹陷处。

支沟

人体的前臂背侧，当阳池穴与肘尖的连线上，腕背横纹上3寸，尺骨与桡骨之间。

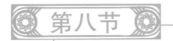

第八节
腕关节挫伤

腕关节扭挫伤是腕关节的周围韧带、关节囊、肌腱等肌肉组织，受到突发性牵拉而损伤。患者腕部关节肿胀、疼痛或酸痛无力，损伤的韧带或肌腱处有压痛感，腕关节的活动受到限制。

病理病因

因为跌、仆、闪、挫等突然发生的意外事件，使腕关节过度伸缩、掌屈或内收、外展，从而超过身体机能的最大承受范围，造成关节韧带、筋膜的撕裂和损伤。另外一点，腕关节长期固定某种姿势或者是不断重复做同一动作，负荷时间过长，也会造成腕关节某部分的韧带、肌腱损伤。

● 健康贴士

治疗前应排除骨折、脱位及肌腱断裂，以免加重损伤。

早期避免做腕关节的旋转活动。

韧带损伤者，应以小夹板局部固定1～2周，行动需缓慢。

▶ 精确取穴

阳池　阳溪

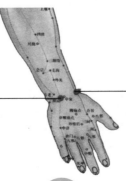

阳池
手腕部位，即腕背横纹上，前对中指、无名指指缝。或在腕背横纹中，当指伸肌腱的尺侧缘凹陷处。

阳溪
腕背横纹桡侧，拇指向上跷起时，拇短伸肌腱与拇长伸肌腱之间的凹陷中。

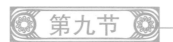

第九节
膝关节损伤

内侧副韧带损伤：轻者膝内侧局部疼痛、肿胀、压痛，重者局部肿胀、皮下瘀血、青紫、触痛，以及膝关节功能活动受限。外侧副韧带损伤：膝关节外侧可有肿胀、疼痛、皮下出血和压痛。

病理病因

当膝关节半屈位时，两副韧带会松弛，导致关节稳定性较差，万一不小心突然遭受到强大的内翻或外撞击，就会超过韧带能够承受的最大极限，很可能会引起膝盖外侧或膝盖内侧的副韧带损伤的情况。一般来说，韧带的损伤可分为三种，第一种是韧带扭伤，第二种是部分撕裂，第三种是完全撕裂。

●健康贴士

韧带完全断裂应及早手术治疗。伤后24小时内不宜按摩治疗。

按摩结束后要休息，补充水分。维持良好的营养摄取，才是最好的保健之道。

▶ 精确取穴

梁丘　膝眼

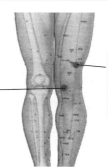

膝眼
在髌韧带两侧凹陷处。内侧的称内膝眼，外侧的称外膝眼。

梁丘
屈膝，在髂前上棘与髌骨外上缘连线上，髌骨外上缘上2寸。

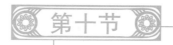

第十节

踝关节扭伤

患者踝关节疼痛、肿胀明显、行走困难。外踝或内踝有明显压痛，局部皮下瘀血、青紫，踝关节被动内翻或外翻并背屈时，疼痛加重。严重者可伴随外踝骨折。

病理病因

行走、跑步或下楼，因路面不平或地面有障碍物，足部受力不稳、不慎绊倒或跌倒，致使踝关节突然向内或向外翻转，超过了关节活动的正常生理范围，使外侧或内侧韧带受到强力的牵拉而致损伤。一般以内翻损伤为多见。另外足球、篮球、跑步等运动，都可能造成踝关节的扭伤。

●健康贴士

急性损伤24小时内或有骨折、脱位、韧带断裂等现象，则不宜按摩治疗。按摩时，对急性损伤者手法要轻柔，对慢性损伤者手法宜压重。

▶▶ 精确取穴

丘墟　解溪

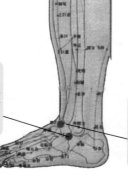

丘墟
在足背，外踝前下方，当趾长伸肌腱的外侧，距跟关节间凹陷处。

解溪
足背与小腿交界处的横纹中央凹陷处，当拇长伸肌腱与趾长伸肌腱之间。

第十一节
闪挫腰痛

闪到腰后，转身、弯腰拾物，痛苦倍增。腰部的活动受到限制，腰椎活动的幅度逐渐减小，脊椎多向患侧方向倾斜，腰部前屈后伸或是向侧屈时疼痛加重并受到限制。

病理病因

当身体搬抬重物的时候，动作不协调或某一人突然失足或不平衡，此时重物的重量忽然加在其他人身上或跌仆、撞击时造成腰部强力扭转。有时走在路上不小心滑倒、迅速闪避或转身时，使得腰部前屈，下肢伸直，或用力咳嗽、喷嚏时姿势不正确，拉扯到腰部的组织，以上都可能发生急性腰扭伤。

●健康贴士

闪到腰后，早期应卧硬板床休息，减少腰部活动。早期手法宜轻柔，不宜做大幅度的被动运动。急性疼痛减轻后，应加强腰背肌锻炼。

▶ 精确取穴

腰眼　委中

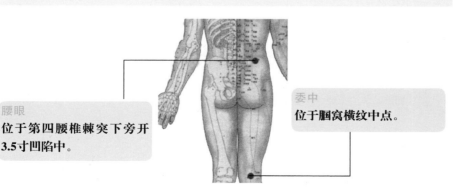

腰眼
位于第四腰椎棘突下旁开3.5寸凹陷中。

委中
位于腘窝横纹中点。

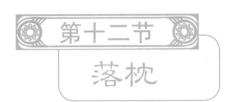

第十二节

落枕

落枕或称"失枕"，常见发病经过是入睡前并无任何症状，晨起后却感到项背部明显酸痛，颈部活动受限。这说明病起于睡眠之后，与睡枕及睡眠姿势有密切关系。

病理病因

由于睡眠时头部姿势不当，枕头高低不适，颈肩外感风寒所致。少数患者因颈部突然扭转或肩扛重物，部分肌肉扭伤或发生痉挛。患者颈部一侧或两侧疼痛、僵硬，屈伸受限，疼痛可延伸至头部、上背部及上臂部。患者肌肉轻微肿胀痉挛。触之僵硬，压痛明显，头向患侧倾斜，下颌偏向腱侧。

● 健康贴士

枕头不可过高或过低，一般女性宜8～10厘米，男性10～15厘米。睡觉时盖被不要忘记盖脖子，天气炎热时，不要将颈部长时间对着电风扇吹。

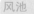 精确取穴

风池　肩井

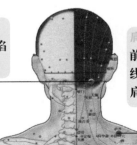

风池
后头骨下，两条大筋外缘陷窝中，相当于耳垂齐平。

肩井
前直乳中，大椎与肩峰端连线的中点，即乳头正上方与肩交处。

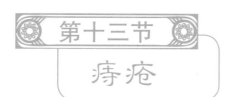

第十三节

痔疮

痔疮是指直肠下端黏膜下和肛管皮肤下静脉扩大和曲张所形成的静脉团。位于肛门周围称外痔，一枚或数枚，质硬而坚，时痒时痛；位于肛门内则称内痔，经常可见到便后出血的症状。

病理病因

肛门部位受冷或受热，便秘、腹泻等疾病以及过量饮酒和多吃辛辣食物等不良习惯，都会刺激肛门和直肠，使痔静脉丛充血而导致痔疮。一些疾病如腹内肿瘤、子宫肿瘤、卵巢肿瘤、前列腺肥大等也会间接引发痔疮。

● 健康贴士

保持肛门周围的清洁。最好每天定时排便。不要强忍大便，蹲厕时间不宜过长及过分用力。司机、孕妇和久坐人员可每天做10次提肛动作来预防痔疮。

▶ 精确取穴

秩边　长强

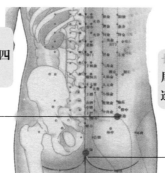

秩边
背正中线旁开3寸，平第四骶后孔。

长强
尾骨端下，当尾骨端与肛门连线的中点处。

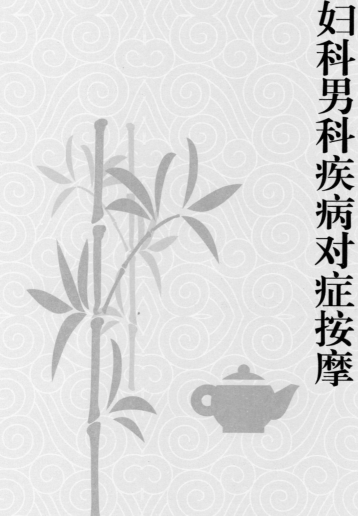

第七章 妇科男科疾病对症按摩

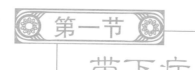

第一节

带下病

白带是指妇女阴道内白色或淡黄色分泌物。在青春期、月经期、妊娠期时，白带可能增多，这些都属正常现象。如果白带比平时增多，颜色异常，有特别的腥臭味，并且伴有阴部瘙痒的症状，则是带下病。带下病是指女子带下量明显增多，颜色气味异常，或腰酸怕冷，小便清长，或腹痛便干等症状，临床上以白带、清带、黄带比较常见。

病理病因

中医认为白带是因为脾气虚弱、肝气郁结、湿热下注而导致。白带分为多种类型。黄白色泡沫状白带，有酸臭味，大多外阴瘙痒或刺痛，多由于滴虫感染，可由接触传染；乳白色凝块状白带，有时外阴剧痒或刺痛，白带多是霉菌性阴道炎，多由于白色念珠状菌（霉菌）感染，也可由接触传染。黏稠、黄脓样分泌物，有时有赤带属于慢性宫颈炎；常带血性，外阴部及阴道灼热不适，带多属于老年性阴道炎，是由绝经后引起萎缩，抵抗力减弱受感染而引起。

食疗保健

车前草炖猪肚：车前草30克，猪肚30克，盐适量。将猪肚切成小块，车前草洗净。将车前草、猪肚与水一起放入锅中，加入盐，用小火炖半小时即可食用。

白果黄豆鲫鱼汤：鲫鱼1条（约250克），白果12克，黄豆30克。白果去壳，洗净；黄豆洗净用清水浸1小时；鲫鱼宰杀后处理干净。把全部用料放入锅内，加适量清水，大火煮沸后，改小火煲2小时，调味即可。

●健康贴士

① 忌食生冷食物以及刺激性食物，如辣椒、茴香、洋葱、大蒜、白酒等，但可以食用乌骨鸡、麻雀肉、鳖、猪肚、芡实、肉苁蓉、枸杞、白果、绿豆、冬瓜等温热性滋补强壮食物。

② 保持外阴干燥清洁，勤换洗内裤，经期尤其要注意阴部卫生。

③ 保持乐观情绪。

▶▶ 精确取穴

气海　气冲　三阴交　太冲

气海
位于体前正中线，脐下1.5寸。

气冲
位于人体的腹股沟稍上方，当脐中下5寸，距前正中线2寸。

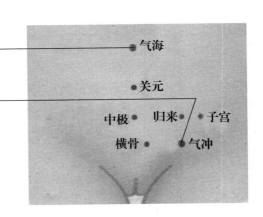

三阴交
小腿内侧，足内踝尖上3寸，胫骨内侧缘后方。

太冲
位于人体脚背部第一、二跖骨结合部之前凹陷处。

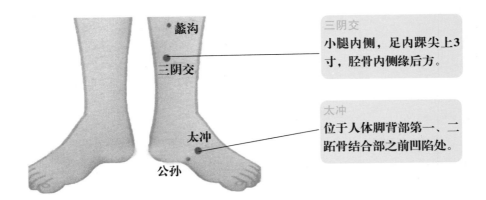

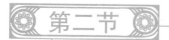

妇女更年期综合证

妇女更年期综合征又称"经断前后诸证"。更年期妇女卵巢功能减退，自主神经功能紊乱，出现一系列症状，如目眩耳鸣、月经变化、面色潮红、心悸、失眠、乏力、抑郁、多虑、烦躁易怒、烘热汗出、五心烦热、倦怠乏力、面目及下肢浮肿甚至情志失常等。

病理病因

中医将其病因归结为肾气衰退、冲任俱亏、阴阳失调。妇女进入更年期后，家庭和社会环境的变化都可加重其身体和精神负担，使更年期综合征易于发生或使原来已有的某些症状加重。有些本身精神状态不稳定的妇女，更年期综合征就更为明显，甚至喜怒无常。更年期综合征虽然是由于性生理变化所致，但发病率高低与个人经历和心理负担有直接关系。

食疗保健

韭菜炒鸡肉： 韭菜300克，鸡肉100克，猪肾60克，虾米20克，盐适量。将韭菜用清水洗净，切成小段；鸡肉、猪肾洗净，切片；虾米也洗净。在锅中放油，放入以上材料一起炒熟，调味即可。可佐餐用。

药材猪肝汤： 丝瓜络30克，合欢花、山楂各15克，佛手、菊花、橘皮各8克，猪肝、料酒适量。将猪肝洗净切片，各种药加沸水浸泡1小时后去渣取汁。碗中放入肝片，加药汁和食盐、味精、料酒，蒸熟。将猪肝取出，放少许麻油调味服食，饮汤。

● 健康贴士

1 安定情绪，避免暴怒忧郁等不良情绪。

2 注意经期卫生，保持外阴清洁。

3 忌食生冷辛辣等刺激性食物，如胡椒、辣椒、芥末、葱蒜等。

4 适当参加体育锻炼，调整作息，不要过度劳累。

▶ **精确取穴**

头维　中脘　百会　风池

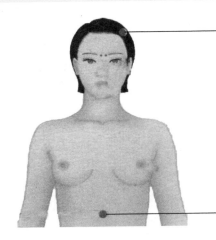

头维
头侧部，当额角发际上0.5寸，头正中线旁4.5寸处即是。

中脘
在上腹部，前正中线上，当脐中上4寸。

百会
位于头部，当前发际正中直上5寸，或两耳尖连线中点处。

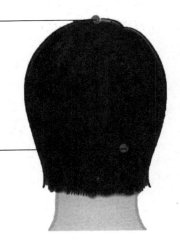

风池
位于后颈部，后头骨下，两条大筋外缘陷窝中，相当于耳垂齐平。

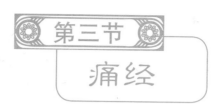

痛经是指经期前后或行经期间，出现下腹部痉挛性疼痛，恶心呕吐，全身不适的现象。原发性痛经指生殖器官并没有明显的异常而出现痛经的现象。继发性痛经则是由于生殖器官的病变导致的痛经，如子宫内膜异位症、盆腔炎、肿瘤等。

病理病因

痛经经常是由于气滞、血瘀、寒凝造成的。中医认为痛经时邪气内伏或精血素亏，更值经期前后胞宫的气血运行不畅，"不通则痛"，或胞宫失于濡养，故使痛经发作。子宫颈管狭窄导致经血外流受阻也可引起痛经；子宫发育不良或子宫发育不佳容易造成子宫缺血、缺氧而引起痛经；子宫位置异常也可影响经血通畅而导致痛经。

食疗保健

田七佛手炖鸡：鸡肉150克，田七15克，佛手10克，红枣5颗。选鲜嫩鸡肉，洗净，切块；田七、佛手洗净：红枣去核，洗净备用。把全部用料放入炖锅中，加适量开水，加盖隔水用小火煲3小时，调味即可食用。

肉桂甜粥：肉桂3克，粳米100克，红糖适量。将肉桂用清水洗净，放到一边备用；粳米也用清水淘洗干净。在粳米中加适量水，煮沸后再加入肉桂及红糖，一同煮为粥，即可食用。

●健康贴士

① 先用逆时针摩法按摩小腹，再进行穴位按摩，治疗效果更好。

② 避免一切生冷及不易消化和刺激性食物，如辣椒、生葱、生蒜、胡椒、烈性酒、咖啡、茶、可乐、巧克力等。

③ 经期避免感受风寒，忌冒雨涉水。

④ 注意调节情志，消除恐惧焦虑等情绪。

⑤ 月经期间避免进行剧烈运动和过重的体力劳动。

▶▶ **精确取穴**

气海　关元　水泉　行间

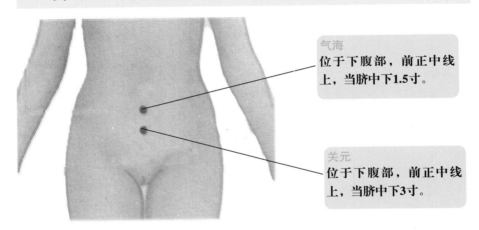

气海
位于下腹部，前正中线上，当脐中下1.5寸。

关元
位于下腹部，前正中线上，当脐中下3寸。

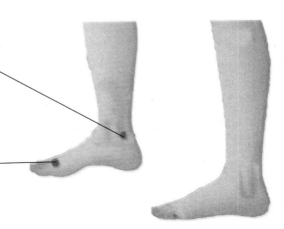

水泉
位于太溪穴直下1寸凹陷处。

行间
脚大拇趾、二趾合缝后方赤白肉分界处凹陷中。

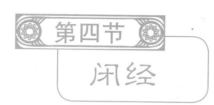

第四节
闭经

闭经是指女子年满18岁，而月经尚未初潮，或已来月经又中断达3个月以上的月经病。气血亏虚者月经来潮后关闭，头晕耳鸣，腰膝酸软；阴虚内热使月经经逐渐变少，最后闭经，五心烦热，潮热盗汗；气滞血瘀闭经还会伴有胸胁小腹胀痛。

病理病因

消耗性疾病，如重度肺结核、严重贫血、营养不良等，体内一些内分泌系乱的影响，如肾上腺、甲状腺、胰腺等功能紊乱，可能引起闭经。生殖器官不健全或发育不良、结核性子宫内膜炎以及脑垂体或下丘脑功能不正常等原因都可能导致闭经。子宫颈、阴道、处女膜、阴唇等处先天性闭锁，或后天损伤造成粘连性闭锁，导致假性闭经。

食疗保健

桃仁牛血汤：桃仁10克，鲜牛血200克，食盐少许。将牛血切块，与桃仁加清水适量煲汤，食用时加食盐少许调味。

木耳核桃糖：黑木耳120克，胡桃仁120克，红糖200克，黄酒适量。将木耳、胡桃碾末，加入红糖拌和均匀，用瓷罐装封。每次服30克，1日2次。

红糖姜汤：老姜5克，水1000毫升，红糖15克。老姜磨成泥备用，把红糖放入沸水中搅拌，完全溶解后放入姜泥搅拌均匀，水再开时即可食用，趁热饮用。

●健康贴士

① 适当锻炼身体，合理安排工作生活，避免劳累及精神紧张，保持情绪稳定。

② 注意免受风寒，忌食生冷刺激性食物。

③ 注意月经期、产褥期的卫生保健，避免闭经。

④ 平时注意饮食平衡，营养不良者，应改善饮食，加强营养。

▶ 精确取穴

气海　归来　横骨　太冲

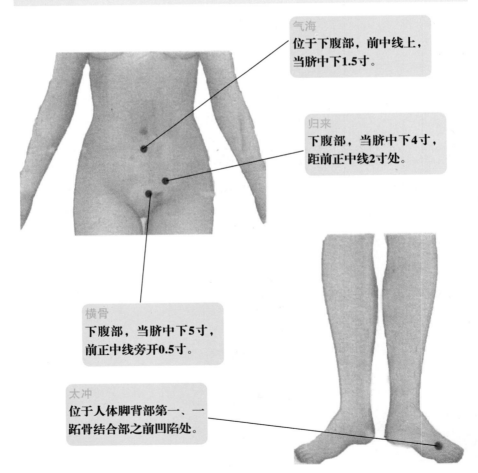

气海
位于下腹部，前中线上，当脐中下1.5寸。

归来
下腹部，当脐中下4寸，距前正中线2寸处。

横骨
下腹部，当脐中下5寸，前正中线旁开0.5寸。

太冲
位于人体脚背部第一、一跖骨结合部之前凹陷处。

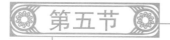

第五节

功能性子宫出血

功能性子宫出血，简称"功血"，表现为月经量增多，经期延长或不规则阴道出血。还会出现头晕、心悸、失眠或急躁易怒。分为无排卵型功能性子宫出血和排卵型功能性子宫出血。无排卵型功能性子宫出血在中医范畴被称为"崩漏"。

病理病因

青春期功能性子宫出血是由于性腺轴还未完全成熟，容易受营养、精神因素等情况影响。更年期功能性子宫出血比较多见，器质性病变的可能性很大。月经失去其正常有规律的周期，代之以不同频率的经量过多，经期延长，或表现为不规律的子宫出血，时流时止，血量也时多时少。无排卵供血一般无疼痛，失血过多时常伴有贫血。

食疗保健

红糖木耳：木耳120克（用水泡发），红糖60克。先将木耳煮熟，加入红糖拌匀。1次服完。连服7天为1疗程。

玉米须猪肉汤：玉米须30克，猪肉250克。将玉米须和猪肉同煮，待肉熟后食肉喝汤。每日1剂。

乌梅红糖汤：乌梅15克，红糖30克。将乌梅、红糖一起放入煲内加水1碗半，煎剩至大半碗，去渣温服。

● 健康贴士

① 饮食忌用滋腻、温热动火之物，应多食绿叶菜和有止血作用的食物。可多吃具有滋补阴血作用的食物，如山羊肉、乌鸡、桂圆、红枣、枸杞子等。

② 青春期少女随着身体发育的需要，能量消耗很大，需要增加营养以满足身体发育的需要。

③ 注意休息，出血量多的时候，可以采取头低足高位。

④ 在按摩穴位时，分别用摩法和擦法，按摩腹部和腰骶部，治疗效果更好。

精确取穴

气海　子宫　血海　隐白

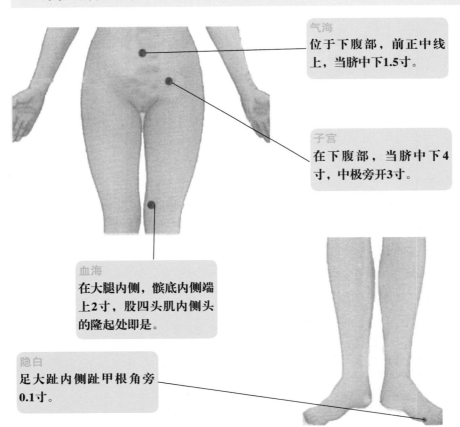

气海
位于下腹部，前正中线上，当脐中下1.5寸。

子宫
在下腹部，当脐中下4寸，中极旁开3寸。

血海
在大腿内侧，髌底内侧端上2寸，股四头肌内侧头的隆起处即是。

隐白
足大趾内侧趾甲根角旁0.1寸。

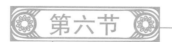

第六节

月经不调

月经不调是指由于卵巢功能不正常所引起的月经周期超前或落后，行经日期的紊乱，或者经量过多或过少。由于卵巢激素的作用，使子宫内膜起周期性变化后，周期性的子宫内膜破裂出血，就成为月经。第一次月经称初潮，现代女性月经初潮平均在12.5岁，绝经年龄通常在45～55岁。

病理病因

月经提前，经量较多，颜色鲜红，口干，便秘，舌质红是因为血热；月经提前，经量较少，颜色鲜红，头晕，耳鸣，腰酸，是因为虚热；经期延后，经量少，颜色暗淡，怕冷，舌苔发白，是因为虚寒；经期延后，经量较多，颜色淡，面色苍白，无力，是因为气虚；经期提前或延后，颜色淡，头晕，体虚，舌淡苔白，是因为脾虚。

食疗保健

鸡蛋马齿苋汤： 马齿苋250克，鸡蛋2枚，盐适量。将马齿苋用清水洗净，鸡蛋煮熟后去掉壳，将马齿苋、鸡蛋放入锅内一起煮5分钟，放入盐调味即可食用。每日1剂，分2次服用，吃蛋喝汤。

豆豉羊肉汤： 豆豉50克，羊肉100克，生姜15克，盐适量。将羊肉用清水洗净，切成块。豆豉、羊肉、生姜同放入砂锅中煮至熟烂，加盐调味即可。每次月经前1周开始服用，连服1周。

● 健康贴士

① 保持精神愉快，避免精神刺激和情绪波动。

② 注意卫生，预防感染，注意外生殖器的卫生清洁。

③ 经血量多者忌食红糖。月经期绝对不能性交，还要注意保暖。

④ 内裤宜选柔软、棉质、通风透气性能良好的，要勤洗勤换，换洗的内裤要放在阳光下晒干。

▶ 精确取穴

气海　血海　太溪　公孙

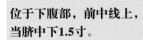

气海
位于下腹部，前中线上，当脐中下1.5寸。

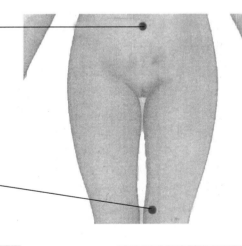

血海
屈膝，在大腿内侧，髌底内侧端上2寸，股四头肌内侧头的隆起处。

太溪
足内侧，内踝后方与脚跟骨筋腱之间的凹陷处。

公孙
足内侧第一跖骨基底部前下缘，第一趾关节后1寸处。

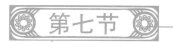

第七节
产后宫缩痛

在产褥早期因宫缩引起下腹部阵发性剧烈疼痛，恶露排出增多，而且在哺乳时小腹部的疼痛还会有所加重，这种病症在医学上叫做"产后宫缩痛"。

病理病因

产后宫缩痛一般在产后1~2日内出现，持续2~3日后自然消失，多见于经产妇。产后宫缩痛的主要原因是由于子宫收缩。产后子宫要通过收缩，才能逐渐恢复到正常大小。多胎产妇及经产妇的痛感更强烈。

●健康贴士

轻揉子宫，以促进宫腔内残余物质排出；用热水袋热敷小腹部，每次敷半个小时：按摩小腹，使子宫肌肉暂时放松，都可以缓解疼痛。

▶ 精确取穴

关元　中极

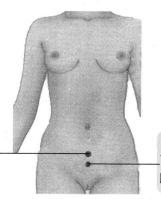

关元
位于下腹部，前正中线上，当脐中下3寸。

中极
下腹部，前正中线上，当脐中下4寸。

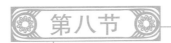

第八节
产后腰腿痛

产妇分娩之后，发生与产褥有关的腰腿疼痛，称为"产后腰腿痛"。多以腰、臀和腰骶部疼痛为主，部分患者伴有一侧腿痛。疼痛部位多在下肢内侧或外侧，可伴有双下肢沉重、酸软等症。

病理病因

产后休息不当，过早持久站立和端坐，致使松弛了的骶髂韧带不能恢复，造成劳损。分娩过程中引起骨盆各种韧带损伤，加上产后过早劳动和负重，增加了骶髂关节的损伤机会，引起关节囊周围组织粘连，妨碍了骶髂关节的正常运动。

●健康贴士

产后要注意休息，不可过度劳累，不要过早持久站立和端坐，更不要负重。产后要避风寒、慎起居，每天坚持做产后操。

▶ 精确取穴

命门　八髎

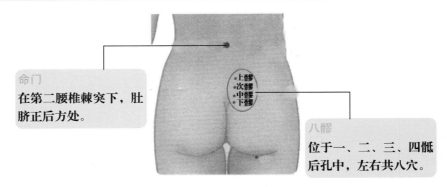

命门
在第二腰椎棘突下，肚脐正后方处。

八髎
位于一、二、三、四骶后孔中，左右共八穴。

第九节

妊娠呕吐

妊娠呕吐是妊娠早期最常见的症候，是指受孕后2~3个月之间，反复出现的以恶心、呕吐、头晕厌食或食入即吐为主要症状的孕期病症。

病理病因

中医认为，孕妇阴血用以养胎，肝血不足，肝失所养，肝气偏旺，可能导致呕吐。或因恼怒伤肝，肝气犯胃致呕吐。西医认为，孕妇恶心、呕吐现象的产生，主要是由于增多的雌激素对胃肠内平滑肌的刺激作用所致。家庭、社会环境因素的刺激及孕妇个人性格及情绪因素对妊娠呕吐都有影响。

● 健康贴士

避免使孕妇闻到异味。调整饮食，少食多餐，适当增加酸味、咸味和有助于消化吸收的食物。饮食忌辛辣、油腻，不可盲目追求高营养。

▶▶ 精确取穴

风府　阳池

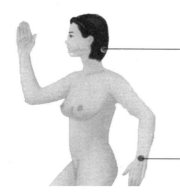

风府
位于项部，当后发际正中直上1寸，枕外隆凸直下，两侧斜方肌之间凹陷处。

阳池
在腕背横纹中，当指总伸肌腱的尺侧缘凹陷处。

第十节
产后缺乳

产妇在产后哺乳期乳汁少或完全无乳，称为"缺乳"，也被称为"乳汁不足"，多发生在产后两三天至半个月内，也有可能发生在整个哺乳期。临床上初产妇发生缺乳最常见。

病理病因

乳汁的分泌与产妇的精神、情绪、营养状况以及休息情况等都有关系。任何精神上的刺激如忧虑、惊恐、悲伤、烦恼等，都会减少乳汁分泌。乳汁过少可能是由乳腺发育差、产后出血过多或情绪欠佳等因素引起，一些疾病如腹泻、便溏等也可使产妇乳汁缺少，或乳汁不能畅流导致缺乳。

●健康贴士

产妇在哺乳期应加强营养，多食高蛋白食物以及新鲜蔬菜、水果，少食肥甘厚味。产前可用温水清洗乳头，按摩乳房，乳头凹陷时，用干净手指伸拉。按时哺乳，早哺乳，哺乳期乳房注意清洁卫生。

➡ 精确取穴

少泽　曲池

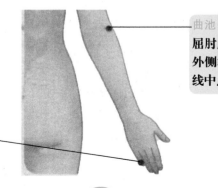

曲池
屈肘成直角，在肘横纹外侧端与肱骨外上髁连线中点处。

少泽
小指尺侧指甲角旁0.1寸。

第十一节
遗精

遗精是指不因性生活而精液遗泄的病症，多是因为神经衰弱、劳伤心脾；或者性交过频、肾虚不固，以及色欲过度等所致，并有头晕、神疲乏力、腰酸腿软、多梦、盗汗、烦热等症状。根据临床可分为生理性遗精和病理性遗精。

病理病因

本病为情绪失调、房劳过度等导致肾精不固或湿热内扰所致。如纵欲过度，精气虚损；或思虑忧郁、精神紧张、肝气郁结、情志失调、湿热下注导致本病；有梦而遗，名为"梦遗"，无梦而遗，或清醒时精液自行滑出，称为"滑精"。多因肾虚精关不固，或心肾不交，或湿热下注所致。西医在病因上分为包茎、包皮过长、尿道炎、前列腺疾患等。

食疗保健

三味鸡蛋汤：鸡蛋1个，去心莲子、芡实、山药各9克，冰糖适量。将莲子、芡实、山药熬成药汤，加入鸡蛋煮熟，汤内再加入冰糖即可食用。

莲子百合煲肉：将莲子去心，百合洗净，瘦猪肉洗净切片。将莲子、百合、瘦猪肉放入锅中，加适量水，用小火煲熟，调味后服用。

银耳山药羹：砂糖15克，太白粉水1大匙，山药200克，银耳100克。山药去皮切丁；银耳泡发切末。所有材料放入锅中，煮开后转小火熟透，用砂糖调味，加入淀粉勾芡即可。

● 健康贴士

① 勿随意服用补肾药，有时越补遗精越多。治疗遗精频繁，应养成良好生活起居习惯，保持心情舒畅，积极参加健康的体育活动以排除杂念，节制性欲，戒除频繁手淫，避免接触色情书刊影片，防止过度疲劳及精神紧张。

② 睡眠时，棉被不要盖得太厚太暖，内裤不宜过紧。

③ 注意少食辛辣刺激性食物及香烟、酒、咖啡。平时可以多吃一些有补肾固精作用的食品，如芡实、石榴、莲子、胡桃仁、白果等。

▶ 精确取穴

中极　大赫　肾俞　八髎

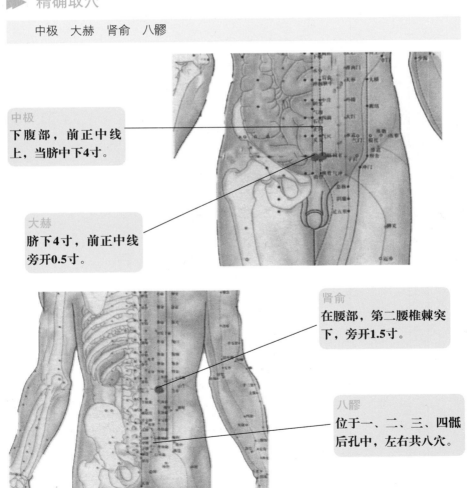

中极
下腹部，前正中线上，当脐中下4寸。

大赫
脐下4寸，前正中线旁开0.5寸。

肾俞
在腰部，第二腰椎棘突下，旁开1.5寸。

八髎
位于一、二、三、四骶后孔中，左右共八穴。

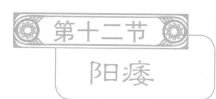

阳痿

阳痿是指在未到性功能衰退时期，男子在有性欲要求时，阴茎不能勃起或勃起不坚，或者虽然有勃起也有一定程度的硬度，但不能保持足够时间的性交。阴茎完全不能勃起叫完全性阳痿，阴茎虽能勃起但其硬度不够称不完全性阳痿，从发育开始后就发生阳痿者称原发性阳痿。

病理病因

功能性原因为慢性病、体质衰弱或过度疲劳引起的身体衰弱或神经衰弱。害怕妊娠、性交环境不良、夫妇感情冷淡或自慰过多而担心性功能有问题等精神因素也能造成阳痿。器质性阳痿的原因是内分泌障碍、血运不足和神经障碍等。

食疗保健

鲜羊肉粥：新鲜羊肉150～200克，粳米适量。羊肉与粳米一同煮粥。可佐餐食用。温热食，适于在秋冬季节服用。益气血，补虚损，暖脾胃，治阳痿。

龟肉鱼鳔汤：龟肉150克，鱼鳔30克，精盐、味精各适量。先将龟肉洗干净，切成小块：鱼鳔洗去腥味，切碎。将龟肉、鱼鳔同入砂锅，加适量水，武火烧沸后，用文火慢炖，待肉熟后，加入精盐、味精调味即可。

● 健康贴士

① 长期房事过度，是导致阳痿的原因之一，所以要适当节制性欲。

② 精神性阳痿的人往往缺乏自尊、自信心，充满自卑感，抑郁或体像感很差。因此，要改善不良情绪或自卑懦弱的性格，正确认识性。

③ 应选择具有补肾填精作用的食物，或选择具有温补骨阳、温热的食物。勿食生冷性寒的食物；勿食辛辣刺激性食物。

④ 注意饮食营养，摄入足量的钙、磷及维生素A、C、E等物质。

▶ 精确取穴

命门　腰阳关　蠡沟　中封

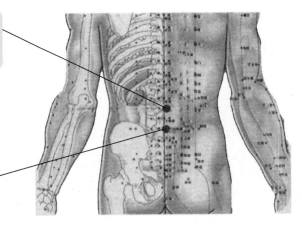

命门
在第二腰椎棘突下，肚脐正后方处。

腰阳关
位于第四腰椎棘突下凹陷处。

蠡沟
在小腿内侧，当足内踝尖上5寸，胫骨内侧面的中央。

中封
人体的足背侧，足内踝前1寸处。

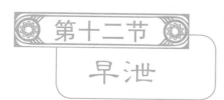

早泄是指阴茎插入阴道后，在女性尚未达到性高潮，性交时间短于2分钟，因男子提早射精而出现的性交障碍。临床上把阴茎勃起未进入阴道即射精诊断为早泄，而能进入阴道进行性交者，如果没有抽动几下就很快射精，也叫作早泄。早泄患者通常还伴有腰膝酸软、体倦乏力、头晕耳鸣、夜尿频多、白天无神夜间无力、畏寒怕冷、神疲消瘦等症状。

病理病因

过度兴奋或紧张、过分疲劳、心情郁闷，饮酒之后行房、房事不节、丈夫对妻子存在恼怒等情绪，或对妻子过分的害怕、敬重，自身存在自卑心理等都是诱发早泄的因素。外生殖器先天畸形、包茎、龟头或包皮的炎症、脊髓肿瘤、尿道炎、阴茎炎、慢性前列腺炎等都可能反射性地影响脊髓中枢，引起早泄。

食疗保健

牛鞭汤：牛鞭1副，姜1块，盐适量。牛鞭切段，放入沸水中滚烫，捞出洗净，姜洗净切片。将牛鞭、姜片放入锅中，加水没过材料，以大火煮开后转小火慢炖30分钟，起锅前加盐调味即可。

苁蓉羊肉粥：肉苁蓉15克，精羊肉63克，粳米100克，精盐适量，葱2根，生姜3片。分别将肉苁蓉、精羊肉切成细丝，先用砂锅煎肉苁蓉取汁去渣，放入羊肉、粳米同煮，煮沸后，再加入精盐、生姜、葱白煮为稀粥。适于冬天服用，以5～7天为1个疗程。

● 健康贴士

① 性生活要做到放松，切勿纵欲，勿疲劳后行房。

② 精调节饮食，保证充足的睡眠，不酗酒吸烟，不憋尿忍尿等。

③ 多食具有补肾固精作用的食物，如牡蛎、胡桃肉、芡实、栗子、鳖、鸽蛋、猪腰等。

精确取穴

气海　关元　中极　肾俞

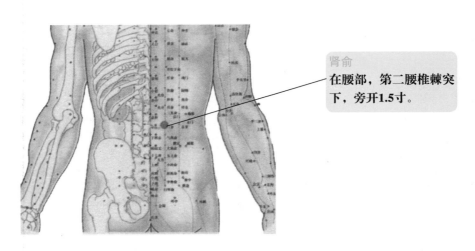

气海
位于体前正中线，脐下1.5寸。

关元
位于下腹部，前正中线上，当脐中下3寸。

中极
位于下腹部，前正中线上，当脐中下4寸。

肾俞
在腰部，第二腰椎棘突下，旁开1.5寸。

第十三节

前列腺炎

前列腺炎常伴有尿急、尿频、尿时会阴部疼痛，余尿不尽，尿白浊，并有炎性分泌物从尿道排出，及神疲乏力、腰膝怕冷等症状。经常并有发生急性膀胱炎等。

病理病因

急性炎症病变严重或未彻底治疗会转为慢性前列腺炎。性生活不正常、长时间骑自行车、骑马或久坐，前列腺按摩过重或过于频繁都会造成前列腺充血，而引发前列腺炎。尿液刺激，淋球菌、非淋球菌等病原微生物感染等也有可能引发前列腺炎。

●健康贴士

前列腺按摩时，用力不宜过大，时间不宜太长，次数不宜过于频繁。急性前列腺患者不可按摩。注意劳逸结合，久坐会影响局部血运，所以不要长时间骑自行车、打麻将等。

▶ 精确取穴

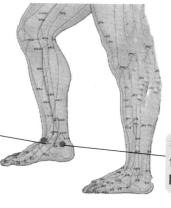

中封
人体的足背侧，足内踝前1寸处。

水泉
位于太溪穴直下1寸凹陷处。

第十四节 性欲低下

性欲低下指持续或反复对性生活欲望不足甚至完全缺乏，可分为完全性性欲低下和境遇性性欲低下。每月仅性生活一次或不足一次，只在配偶要求时被动服从叫做完全性性欲低下。某一特定环境或某一特定时间缺乏性欲叫做境遇性性欲低下。

病理病因

包茎、阴茎硬结症、阴茎发育不全等使性交困难，久之可能导致性欲低下；生殖腺功能低下、甲状腺功能低下或亢进等疾病都可导致性欲的减退；精神抑郁、恐惧心情、精神过敏症，还有生活压力等均可引起性欲低下。

● 健康贴士

富含微量矿物质锌、硒的食品，能提升精子活性，增加性欲性趣，可适量多食。嫩的生姜以及红色小辣椒，可以有效改善血液的循环，刺激末梢神经，提高性欲的快感。

▶ 精确取穴

阴陵泉　蠡沟

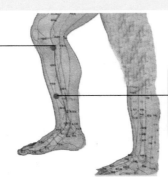

阴陵泉
小腿内侧，胫骨内侧踝后下方凹陷处。

蠡沟
小腿内侧，当足内踝尖上5寸，胫骨内侧面的中央。

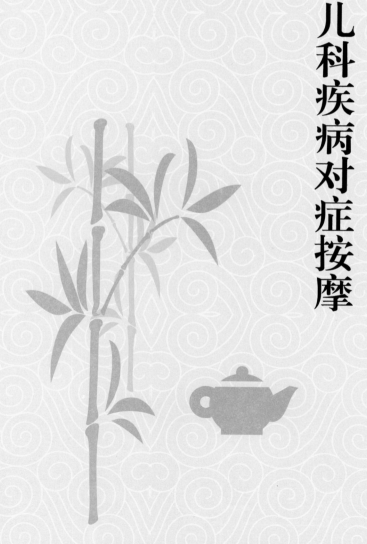

第八章

儿科疾病对症按摩

第一节 小儿腹泻

轻症小儿腹泻物呈稀糊状、蛋花汤样或水样，可有少许黏冻，但无脓血，每日数次到十多次。患儿大便前可能啼哭，似有腹痛状，亦可有轻度恶心呕吐。重症患儿一天可以腹泻十多次甚至二十次以上，伴有呕吐、高热、体倦、嗜睡等现象。

病理病因

婴幼儿消化系统发育不成熟，分泌的消化酶较少，消化能力还比较弱，容易发生腹泻。再者，婴幼儿神经系统对胃肠的调节功能也比较差，所以，如果饮食稍有改变，比如对添加的辅助食物不适应，短时间添加的种类太多或者一次喂得太多，突然断奶；或者饮食不当，吃了不易消化的蛋白质食物；天气的突然变化，过冷或过热，都可引起幼儿腹泻。

食疗保健

藕楂泥： 山楂5枚，适量藕粉。把山楂煮后去皮及核，用纱布过滤，放到藕粉中，拌匀，食用。主治因饮食肥腻引起的小儿腹泻。

焦米汤： 适量大米。把清洁的米炒至黄色，再按照1∶10的比例加入水，煮45分钟，过滤后即可服用。

赤豆鹌蛋汤： 鹌鹑蛋2个与适量赤小豆同煮，熟后吃蛋喝汤，早晚各1次。

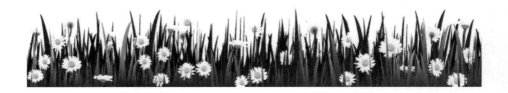

●健康贴士

① 穴位按摩前，配合摩腹和揉脐，穴位按摩后对小儿进行捏脊按摩，治疗效果更好。

② 注意气候变化，适当加减衣服，避免幼儿着凉或者过热。注意小儿锻炼，增强幼儿体质，提高机体抵抗力。

③ 母乳是6个月以内婴儿最健康的食物，所以最好是母乳喂养。断奶之前给幼儿喂食的辅助食物，要循序渐进，逐渐增加，使幼儿有适应的过程。

▶▶ 精确取穴

神阙　中脘　关元　足三里

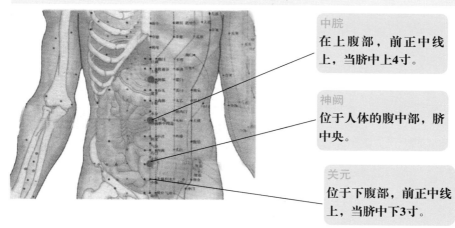

中脘
在上腹部，前正中线上，当脐中上4寸。

神阙
位于人体的腹中部，脐中央。

关元
位于下腹部，前正中线上，当脐中下3寸。

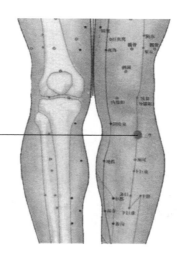

足三里
外膝眼下3寸，距胫骨前嵴1横指处。

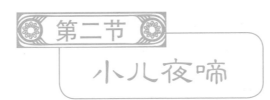

第二节

小儿夜啼

小儿每到夜间间歇性啼哭或持续不已，甚至通宵达旦，而白天一切正常，就是夜啼症。民间俗称这样的小儿为"夜啼郎"。脾寒夜啼的患儿啼哭声软，用手按着腹部，手脚发冷，伴有腹泻；心热夜啼患儿面红耳赤，烦躁不安，哭声粗壮，便秘，小便短黄；食积夜啼的患儿夜间阵发啼哭，腹部胀满，呕吐，大便酸臭。

病理病因

幼儿在饥饿、尿布潮湿、有便意、室温过高或过低、被子过厚、强大音响的刺激等情况下的啼哭，都是生理性啼哭，家长不必过分担心。需要注意的是病理性夜啼。先天不足、后天失调引起的脾寒，使患儿气血不通，入夜后腹痛而啼哭；患儿心热导致心火太盛，内热烦躁，不能安睡所以啼哭；母乳喂养或食物不节制，导致患儿乳食积滞，腹部胀痛不能安眠所以啼哭。

食疗保健

猪骨干姜汤：猪骨头150克，干姜5克。同煮喝汤。

冰糖百合汤：百合30克，冰糖适量。同煮熟后服用。

桂心粥：粳米100克，煮粥，等粥将熟时，加桂心米3克，熟后加红糖即可食用。

● 健康贴士

① 夜啼既可由于疾病所引起，也可是生理性的。因此，对于幼儿的夜啼，家长应仔细地观察护理。在排除了饥饿、尿布潮湿等生理性原因后，如果幼儿仍有夜啼，应请医生检查，找出原因给予治疗。

② 养成幼儿良好的睡眠习惯。夜间要保持环境安静平和，以免幼儿受到惊吓。孕妇和乳母不宜多吃寒凉或辛辣的食物。

③ 饮食温度适中，注意幼儿腹部保暖。

▶ 精确取穴

百会　劳宫　肝俞　心俞

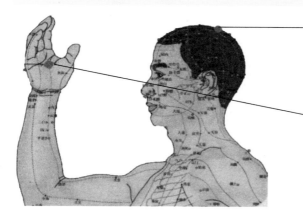

百会

位于头部，当前发际正中直上5寸或两耳尖连线中点处。

劳宫

手掌心，握拳屈指时中指端所指处。

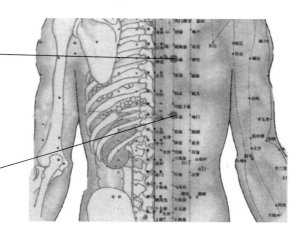

心俞

在背部，第五胸椎棘突下，旁开1.5寸。

肝俞

在背部，第九胸椎棘突下，旁开1.5寸。

第三节

小儿疳积

疳积又称小儿营养不良，具体症状如下：恶心呕吐、不思饮食、腹胀腹泻；烦躁不安、哭闹不止、睡眠不实、喜欢俯卧、手足心热、口渴喜饮、两颧发红；小便混浊、大便时干时溏；面黄肌瘦、头发稀少、头大脖子细、肚子大、精神不振。

病理病因

辅食添加过早，或者甘肥生冷食物吃得太多，损伤脾胃之气，耗伤气血津液，出现消化功能紊乱而发生疳积。慢性腹泻或长期呕吐的患儿，治疗不彻底也会引起疳积。某些疾病如婴幼儿先天性幽门狭窄、腭裂、传染病、寄生虫病等，也会引起小儿疳积。

食疗保健

山药米粥： 干山药片100克，小黄米100克，白糖适量。将米淘洗干净，与山药片一起碾碎，入锅，加水适量，熬成粥，加白糖调味，给小儿喂食。此方调补脾胃，滋阴养液，对小儿疳积有很好的疗效。

鹌鹑蛋粥： 鹌鹑蛋100克，粳米50克。将鹌鹑蛋洗净，煮熟，去壳；粳米洗净。将粳米煮粥，将熟时，下入鹌鹑蛋即可。每日2次，空腹服食，连服5日。

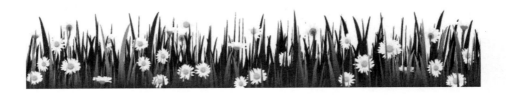

●健康贴士

① 对小儿腹部和脐部进行掌摩法的按摩，然后进行捏脊的按摩，治疗效果更好。

② 经常带小儿到户外活动，呼吸新鲜空气，多晒太阳，有利于增强小儿体质。

③ 喂养要得当，定时、定量喂奶，进食营养丰富、易于消化的食物。

④ 提倡母乳喂养，添加辅食时要合理搭配，循序渐进。

⑤ 注意小儿的饮食卫生，积极预防各种肠道传染病和寄生虫病。

精确取穴

中脘　天枢　大肠俞　胃俞

中脘
在上腹部，前正中线上，当脐中上4寸。

天枢
腹中部，平脐中，距脐中2寸处即是。

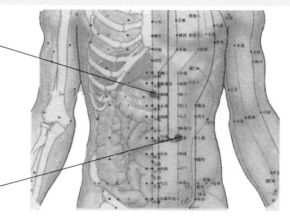

胃俞
在腰部，第十二胸椎棘突下，旁开1.5寸。

大肠俞
在腰部，第四腰椎棘突下，旁开1.5寸。

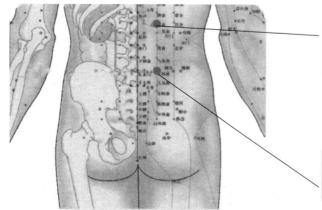

小儿咳嗽

外感咳嗽的小儿，咳嗽有痰，伴鼻塞，流涕，头痛。内伤咳嗽的患儿多是久咳，身体略发热，可能干咳少痰，可能咳嗽痰多，食欲不振，神疲乏力，形体消瘦。

病理病因

小儿脏腑娇嫩，外感、内伤等多种原因均易伤肺而导致咳嗽。外感风寒，肺气不宣；燥邪上犯导致气道干燥咽喉不利，都可导致咳嗽。如果小儿平时就是体虚或肺阴虚损，肺气上逆，或者脾胃虚寒，内生痰湿也可引起咳嗽。

食疗保健

知母玉竹饮：知母60克，玉竹60克，蜂蜜1000毫升。将知母、玉竹用清水快速洗干净，一起放入瓦罐中，再加上冷水1500毫升，用小火煎1小时左右。将药汁、蜂蜜一起倒入大瓷盆内，加上盖子，旺火隔水蒸2小时即可。

银花蜂蜜饮：金银花10克，蜂蜜适量，白糖适量，依个人口味而定。将金银花放入瓷杯中，以沸水冲泡，然后在温水中浸泡10分钟。再调入蜂蜜、白糖拌匀即可。趁热顿服，每日3次。此方具有清热、润肺的良好功效。

● 健康贴士

① 注意小儿的保暖，预防风寒。让患儿适当休息，多饮开水。

② 选用清淡多汁的蔬菜瓜果类或具有性凉清热、生津利咽作用的食物。

③ 患儿咳嗽发作期间，忌食油腻荤腥或过咸过酸的食物。

④ 患儿居住的房间要注意通风，保持室内空气流通，避免煤气、烟尘等刺激。

▶ 精确取穴

太阳　风门　大椎

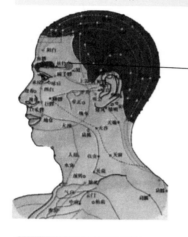

太阳
在耳廓前面，前额两侧，外眼角延长线的上方。在两眉梢后凹陷处。

风门
背部，第二胸椎棘突下，旁开1.5寸。

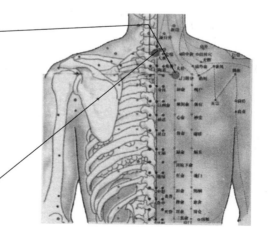

大椎
人体的颈部下端，第七颈椎棘突下凹陷处。

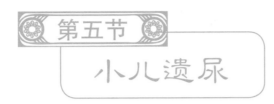

第五节
小儿遗尿

遗尿指的是在睡眠中不知不觉小便。一般以5～15岁儿童较多见。一般情况下，孩子在3～4岁开始控制排尿，如果5～6岁以后还经常性尿，每周2次以上并持续达6个月就是"遗尿症"。

病理病因

患儿因为没有受到排尿训练，没有良好的夜间排尿习惯，久之容易发生夜间尿床。睡眠环境或气温的突然变化，小儿没有适应也可能发生遗尿。

●健康贴士

白天应注意不要让孩子过度疲劳。要孩子养成睡觉之前排空小便再上床的习惯。鼓励孩子在排尿中间中断排尿，然后再把尿排尽，训练并提高孩子膀胱括约肌控制排尿的能力。每日适当控制饮水，尤其晚饭前后少喝水。

▶ 精确取穴

膀胱俞　白环俞

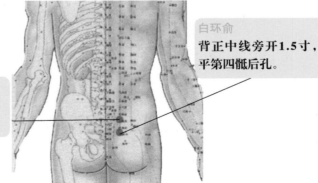

白环俞
背正中线旁开1.5寸，平第四骶后孔。

膀胱俞
背正中线旁开1.5寸，平第二骶后孔。

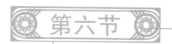

第六节

小儿发热

症状表现为：体温异常升高，额头、手足心均有发烫。另外还常伴有面赤唇红、烦躁不安、食欲减退、大便干燥恶臭，或者咳嗽流涕、鼻塞、打喷嚏、形体消瘦、盗汗自汗等症。

病理病因

由感冒引起的小儿发热最多见，这是因为小儿抗病能力不足，对环境冷热变化适应比较慢，很容易使小儿感染风寒。此外，气温过高、衣服过厚、喝水太少、流汗腹泻等导致的水分严重丢失，房间空气流通性差都会引起小儿发热。一些疾病如风湿免疫性疾病、血液系统疾病、恶性肿瘤等也会引起小儿发热。

●健康贴士

发热患儿应多喝水，卧床休息；病后注意营养，避免小儿气血亏损；平时对小儿要加强照顾，避风邪，防外感；保持居室空气流通，新鲜空气有利于小儿散热。

▶ 精确取穴

大椎　风门

大椎

人体的颈部下端，第七颈椎棘突下凹陷处。

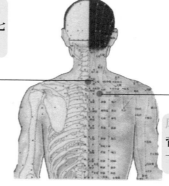

风门

背部，第二胸椎棘突下，旁开1.5寸处。

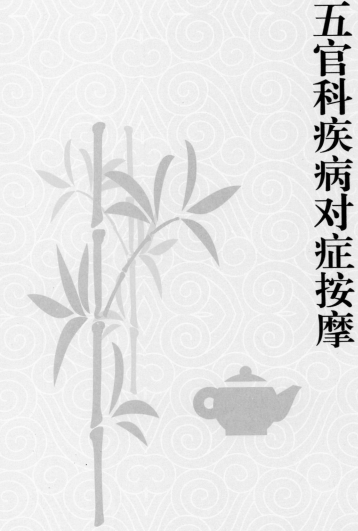

第九章

五官科疾病对症按摩

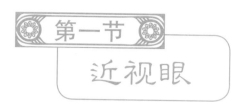

第一节

近视眼

患者外眼无异常，远处事物看不清楚，移近后则可看清，中医称之为"能近怯远症"。因为经常眯着眼睛看东西，会使眼外肌、睫状肌过度紧张，容易导致眼睑沉重、眼球酸胀、眼眶疼痛，继而视物模糊，出现双影，严重的还可出现头昏、头痛、恶心。

病理病因

近视眼具有一定的遗传倾向，高度近视眼的双亲家庭，下一代近视的发病率较高。但是近视眼多是后天形成，尤其是青少年比较多见，因为学习或工作时间过长，光线放射方向不合理，阅读体位不正，或病后目力未恢复和用眼过度，使睫状肌过度疲劳，造成调节功能下降而成近视。

食疗保健

枸杞鲫鱼汤：鲫鱼1尾，枸杞10克。将鲫鱼洗净去内脏，和枸杞一起煮汤，吃肉饮汤。用白鱼或其他鱼代鲫鱼也可。

芝麻胡桃奶：黑芝麻、胡桃仁各25克，牛奶250克。芝麻、胡桃仁炒香、捣细，放入牛奶煮沸，1次饮完。

羊肝粥：羊肝1具，葱子30克，大米30克。将羊肝切细丝，大米淘净。先将葱子水煎取汁，加羊肝、大米煮为稀粥。待熟后调入食盐适量服食。

● 健康贴士

① 防止用眼过度，近距离工作一次不要超过50分钟为宜，每小时应适当休息10分钟，可以预防近视。

② 不要在阳光直射下或暗处看书，不要躺着、趴着或走动、乘车时看书。

③ 经常眨眼睛，感到眼疲劳时，应闭目半分钟，但不要揉眼睛，这样对预防近视有一定的帮助。

▶▶ 精确取穴

睛明　攒竹　鱼腰　肝俞

攒竹
人体的面部，眉毛内侧边缘凹陷处。

睛明
位于面部，目内眦角梢上方凹陷处。

鱼腰
位于额部，瞳孔直上，眉毛中。

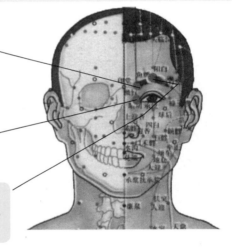

肝俞
在背部，第九胸椎棘突下，旁开1.5寸。

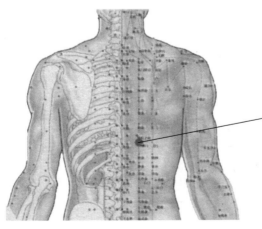

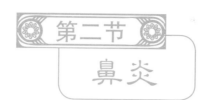

慢性鼻炎主要症状为鼻堵塞，轻者为间歇性或交替性，重者为持续性，鼻分泌物增多。急性鼻炎主要症状为鼻堵塞和分泌物增多，早期为清水样涕，后变为黏液脓性鼻涕。过敏性鼻炎主要症状是突然鼻痒、打喷嚏、流清涕、鼻塞，且反复发作。

病理病因

邻近的慢性炎症长期刺激或畸形，致鼻发生通气不畅或引流阻塞，可造成鼻炎。一此慢性疾病如内分泌失调、长期便秘、肾脏病和心血管疾病以及缺乏维生素A或维生素C都可能导致鼻炎。烟酒过度可影响鼻黏膜血管舒缩而发生障碍继而引起鼻炎的症状。鼻腔用药不当或过量过久也会形成药物性鼻炎。

食疗保健

丝瓜藤煲猪瘦肉： 近根部的丝瓜藤3～5克洗净，猪瘦肉60克切块，同放锅内煮汤，至熟加少许盐调味，饮汤吃肉。为1日量，分2次食用。5天为1个疗程，连用1～3个疗程。

黄花菜鱼头汤： 胖头鱼鱼头100克，大枣15克，黄花菜15克，白芷8克，苍耳子6克，白术8克，生姜、盐各适量。鱼头洗净，锅内放油，烧热后把鱼头两面稍微煎一下。将鱼头、大枣（去核）、黄花菜等放入砂锅中，加500毫升水，以文火炖煮2小时，再加调料即可。

●健康贴士

① 养成良好的个人卫生习惯，保持鼻窍清洁湿润，及时清理鼻腔内及痂皮。但最好不要用手挖鼻孔，以免细菌感染。

② 加强锻炼，增强体质，预防感冒。在鼻炎早期，按摩可起到很好的治疗效果，所以在发现有鼻炎征兆时要及早治疗。

③ 注意保持工作和生活环境里的空气洁净，避免接触灰尘及化学气体特别是有害气体。

▶ 精确取穴

迎香　天突　列缺　神庭

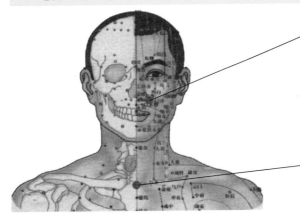

迎香
人体面部，在鼻翼旁开约0.5寸皱纹中即是。

天突
位于颈部，当前正中线上胸骨上窝中央。

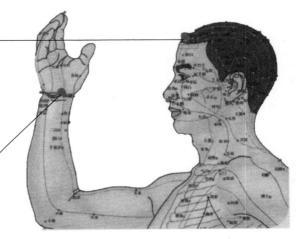

神庭
位于人体的头部，当前发际正中直上0.5寸。

列缺
桡骨茎突上方，腕横纹上1.5寸，当肱桡肌与拇长展肌腱之间。

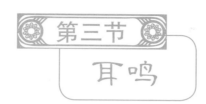

第三节

耳鸣

耳鸣是指耳内听到异常响声，或如雷鸣，或如蝉鸣，夜间症状更为加重。耳鸣只是一种主观感觉，患者总是感觉耳内有嗡嗡声、唑唑声等单调或混杂的响声。耳鸣可以短暂存在，也可持续性存在。患者还可伴有头晕、目眩或失聪。

病理病因

耳鸣性质可能是嗡嗡声、铃声、轰鸣声、哨声、唑唑声或其他更复杂的声音，而且这些声音始终在变。它可以是间断性、持续性或搏动性，通常伴有耳聋。造成耳鸣的原因大致有耳神经受损和耳脉紊乱两种。而中医认为，本病是因暴怒、惊恐、肝胆风火上逆，以致少阳之气不通；或因肾气亏损，精气不能上达于耳；或因震伤；或继发于其他疾病。

食疗保健

苦瓜汤：鲜苦瓜1条，水3000毫升。苦瓜处理干净，切块，放入锅里，大火烧开后用小火煮20分钟左右，滤渣后喝汤。

山茱萸肉粥：山茱萸15克，粳米60克，白糖少许。将山茱萸果肉洗净去核，与粳米一同放入锅内煮成粥，米熟烂后加少许白糖调味即可食用。早晚各1次。

枸杞炖鳖：鳖250克，枸杞30克，熟地黄30克，红枣10枚，盐、味精各适量。将全部用料一齐放入煲内，加开水适量，文火炖2小时，调味即可。

●健康贴士

1 暴震声和长时间的噪声接触，均能导致耳鸣产生，工作在高强度噪声环境中的人员要注意噪声防护。

2 不要长时间在有噪声的环境中使用耳机。

3 减少咖啡因和酒精的摄入量，减少吸烟，避免使耳鸣症状加重。减少肥甘饮食，以防积滞成痰，加重病情。

4 患者应注意休息，尽量避免劳累和刺激。

精确取穴

听会　听宫　翳风　侠溪

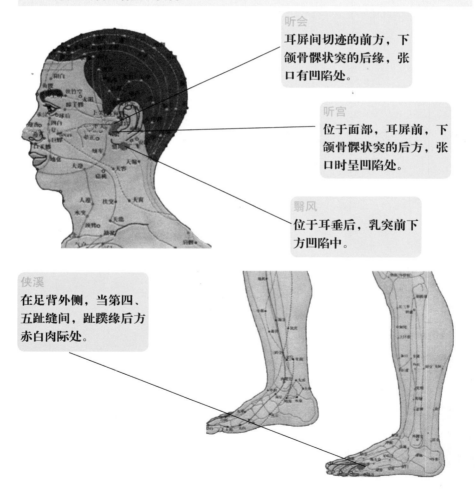

听会
耳屏间切迹的前方，下颌骨髁状突的后缘，张口有凹陷处。

听宫
位于面部，耳屏前，下颌骨髁状突的后方，张口时呈凹陷处。

翳风
位于耳垂后，乳突前下方凹陷中。

侠溪
在足背外侧，当第四、五趾缝间，趾蹼缘后方赤白肉际处。

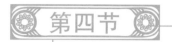

第四节
眼睑下垂

眼睑下垂又称"上睑下垂"，指的是上眼睑的上睑提肌发育不良，退化松弛或其他原因造成上睑提举无力，或不能自行抬起，以致睑裂变窄，遮盖部分或全部瞳神，造成眼睛无法睁大的情形。情形较为严重的患者可能眼珠转动失灵，眼球歪斜。

病理病因

先天性上睑下垂为上睑提肌残缺或动眼神经核发育不全所致。多为双侧性，常有遗传因素；单侧上睑下垂见于蛛网膜下腔出血、脑炎、脑脓肿、外伤等引起的动眼神经麻痹。中医认为起病突然的眼睑下垂者乃是风邪侵体；起病缓慢，眼睑提举无力，早上症状较轻，晚上和劳累后症状加重的则因为脾气虚弱；而先天不足的患者则是自幼即是单侧或双侧的眼睑下垂，眼睑终日不能抬起。

食疗保健

羊肉炒核桃： 核桃仁30克，羊肉100克。先把羊肉切成片炒至发白，然后下核桃仁，放入调料，一起炒熟后佐餐食用。

虾米饭： 虾米100克，火腿50克，粳米250克，精盐、味精适量。先把火腿、虾米、粳米洗净，火腿切成小丁。一同放入锅中加水、盐、味精拌匀后煮成饭食用。

● 健康贴士

① 按摩时手法不能太重，可以适当放慢速度以免患者出现损伤。

② 注意适当休息，避免过多的体力活动，保护面部免受风寒刺激。

③ 重症患者，应密切注意眼部之外的全身其他病症，定期进行神经、内分泌等检查。

④ 老年人的眼睑下垂并不仅仅是影响美观的小毛病，而是许多较严重疾病的一个早期的重要表现，其中最常见的是重症肌无力、糖尿病和脑动脉瘤，所以一旦发现，应及时检查，查清病因，对症治疗，早治早好。

精确取穴

睛明　鱼腰　完骨　大椎

鱼腰
位于额部，瞳孔直上，眉毛中。

睛明
位于面部，目内眦角稍上方凹陷处。

完骨
头部耳后乳突后下方凹陷处。

大椎
第七颈椎棘突下凹陷中。

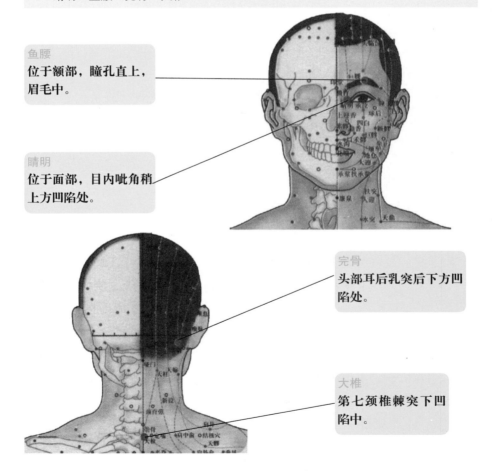

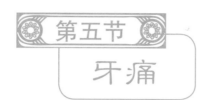

第五节 牙痛

牙痛的主要临床表现为牙齿疼痛、咀嚼困难、遇冷热酸甜疼痛加重。风热牙痛呈阵发性，遇风发作，牙龈红肿；胃火牙痛时牙龈红肿较为严重，可能出脓渗血，口气臭，大便秘结；虚火牙痛时牙齿隐隐作痛，牙龈略微红肿，久则龈肉萎缩、牙齿浮动。

病理病因

无论是牙齿或者牙周的疾病都可能导致牙痛。风火、胃火、肝火、虚火、龋齿或过敏都可能造成牙痛。中医认为，牙痛为风热邪毒滞留脉络，或肾火循经上炎，或肾阴不足，虚火上扰而致。风火邪毒侵犯，伤及牙体及牙龈是风热牙痛；胃火上蒸，又爱吃辛辣，引动胃火循经上蒸牙床是胃火牙痛；肾阴亏损，虚火上炎，牙失濡养是虚火牙痛。

食疗保健

雪梨豌豆炒百合：雪梨、豌豆（豌豆荚）各200克，南瓜150克，柠檬半颗、油50克、百合1个，盐、味精各5克，太白粉少许。雪梨削皮切块，豌豆、鲜百合掰开洗净，南瓜切薄片，柠檬挤汁。雪梨、豌豆、百合、南瓜过沸水后捞出，锅中油烧热，放入材料、调料炒1～2秒。用淀粉勾芡出锅即可。

补骨脂红枣粥：补骨脂20克，红枣6枚，糯米100克。补骨脂用水煎15分钟。糯米中加入药汁、红枣，煮成粥即可食用。趁热分2次服用。

● 健康贴士

① 注意口腔卫生，坚持每天早晚各刷牙1次。常用淡盐水漱口，食后必漱口，漱口水要反复在口中鼓动。

② 南瓜、西瓜、荸荠、芹菜、萝卜等属于清胃火及清肝火的食物，可以多吃。还可以多食用橄榄、无花果、草莓、百合、石榴、冬瓜、空心菜、金银花、西洋参等。不要食用爆米花、炒花生、荔枝、羊肉、鹅肉、白酒等。

③ 保持大便通畅，否则粪毒上攻也会导致牙痛。

精确取穴

承浆　颧髎　颊车　阳溪

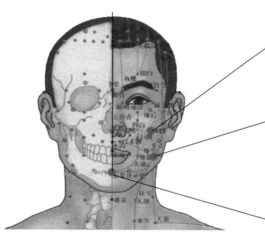

颧髎
面部，当目外眦直下，颧骨下缘凹陷处。

颊车
在下颌角前上方约1横指，按之凹陷处，当咀嚼时咬肌隆起最高点。

承浆
位于人体的面部，当颏唇沟的正凹陷处。

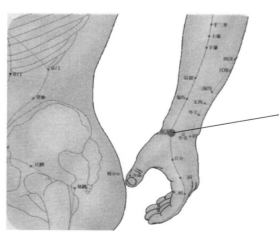

阳溪
拇指上跷时，在腕背横纹桡侧两筋之间凹陷处。

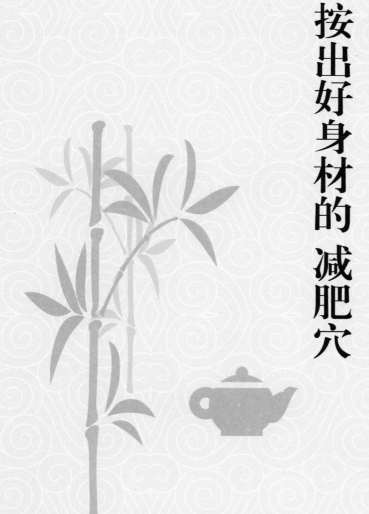

第十章

按出好身材的 减肥穴

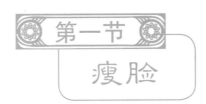

第一节 瘦脸

对于爱美的女性来说，庞大的"大饼脸"是美丽的重大障碍，纵使是个美人胚子，有美丽的眼睛也有可能被多余的赘肉挤得变形。

病理病因

脸形大部分是遗传自上一代，有方脸、圆脸、瓜子脸等，主要构造是骨架的不同，搭配脸部肌肉的组织，最后决定脸部的样子。由于浮肿或者脂肪堆积的原因，面部及下颌部往往会有很多赘肉，形成"大饼脸"。

● 健康贴士

要持之以恒地进行脸部按摩，促进脸部的血液循环。按摩要速度缓慢，动作沉稳，力道适中。少吃油炸、熏烤、刺激、重口味的食品。

精确取穴

下关　颊车

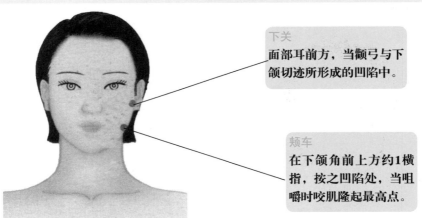

下关
面部耳前方，当颧弓与下颌切迹所形成的凹陷中。

颊车
在下颌角前上方约1横指，按之凹陷处，当咀嚼时咬肌隆起最高点。

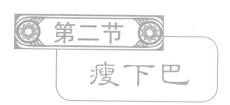

第二节
瘦下巴

有的人不用低头，双下巴也非常明显。尽管有人说这是一种"富有"的象征，但给人的感觉并不美。只要勤劳地做下巴指压运动，一定可以消除"双下巴"，恢复优雅的下巴。

病理病因

双下巴是令许多人烦恼的问题，年龄增长、缺乏运动都有可能导致下巴肌肉松弛、脂肪积聚过多而造成双下巴。松弛的双下巴，以按摩治疗效果最好，不但能消除脂肪，还能使脸部血液循环良好，此外还可以活化、分解下颌的脂肪，消耗热量。

● 健康贴士

在洗脸时用冷水拍下巴也有助于肌肉收缩，再配合穴道指压法，效果更佳。多吃纤维类蔬果，有助于帮助消化，减少脂肪的残留。

精确取穴

大迎　人迎

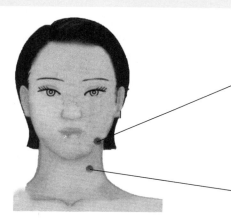

大迎
在下颌角前下方约1.3寸，咬肌附着部前缘，当闭口鼓气时下颌角下方出现一沟形的凹陷中取穴。

人迎
颈部，喉结旁1.5寸，胸锁乳突肌的前缘，颈总动脉搏动处。

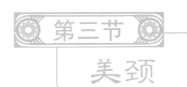

第三节
美颈

脖子的保养常为女性所忽视，特别是平时不注意运动或长期伏案工作的女性，随着年龄的增长，脖子的皮肤、肌肉很容易松弛、衰老，出现许多皱纹，脂肪也较容易堆积，以致影响脖子的美观，甚至引起颈、肩疼痛等病症。

病理病因

颈部肌肤的厚度只有脸部的2/3，而且胶原蛋白含量也比较少，如果缺乏适当的护理，很容易出现缺水、粗糙、黯沉、松弛和细纹。一天当中无数次地抬头、低头，还要承受头部的重量，颈部皮肤更容易加速老化。如果平时坐姿"固定"，缺乏运动，体重增加，脖子的纹路就会提早出现。

●健康贴士

做脖子按摩时，力道要轻柔，缓慢；防晒工作也要兼顾到脖子；不要再贪恋柔软的高枕，那会加重你的颈部皱纹；杜绝颈部夹着电话筒的坏习惯。

精确取穴

翳风　人迎穴

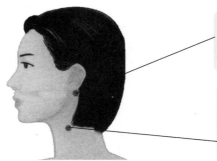

翳风
乳突前下方与下颌角之间的凹陷中。

人迎
颈部，喉结旁1.5寸，胸锁乳突肌的前缘，颈总动脉搏动处。

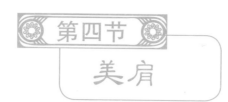

美肩

女人最美的部位，是在脖子和肩膀间的优美曲线。但是日常生活中，好多身材不胖的女性就是因为"虎背熊腰"而被列入肥胖家族的行列，也就告别了吊带、露背装……

病理病因

对于肩膀来说，我们用它做几乎所有推、拉、提东西的运动，因此肩膀也是容易堆积赘肉的地方。许多肥胖的人肩膀到背部之间，堆积了许多脂肪肥肉，变成"腰圆肩粗"。渐渐地，肥胖者的肩膀关节开始不灵活，手臂也开始变粗、变形、肌肉松弛。肩膀的赘肉不仅使女性丧失美丽身材，更是为健康埋下了隐患。

● 健康贴士

按摩时，左手按摩右肩井、右手按摩左肩井，而大杼穴的按摩则是右手按摩右大杼、左手按摩左大杼，而且都应分别进行。按摩力度应由轻到重，逐渐增加，使穴位有疼胀感。

精确取穴

肩井穴　大杼穴

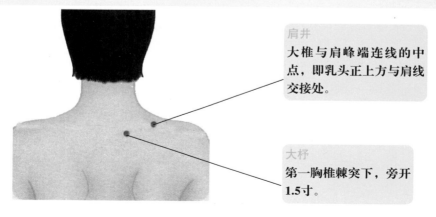

肩井
大椎与肩峰端连线的中点，即乳头正上方与肩线交接处。

大杼
第一胸椎棘突下，旁开1.5寸。

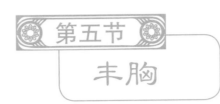

丰胸

第五节

胸部"伟大"是许多女性的梦想，不管任何秘方，都要以不伤害身体为最佳选择。胸部保健按摩能刺激雌激素分泌，促进乳腺发育、肌肉发达，减少乳房周围的脂肪堆积。

病理病因

除了身体老化，正常女性乳房较小的原因是发育时所吸收的营养不足，青春发育期比正常人晚、激素分泌不正常、缺乏按摩刺激。睡眠时尽量不要趴着，以免压迫胸部的发育。侧睡比较容易丰胸，想要丰胸的人可以经常侧睡，不过侧睡压在下方的胸部会比较小。

●健康贴士

月经后11～13天是"丰胸吉日"，发育期尽量多补充含有较高激素的食物如豆浆、木瓜、蛋奶类食品等。选择穿着舒适的内衣，过小的内衣会让胸部发育受到阻碍。

精确取穴

天池　乳根

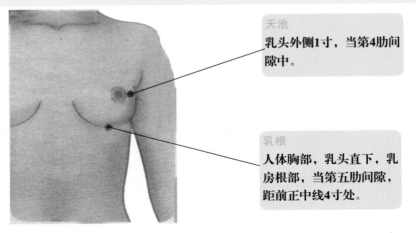

天池
乳头外侧1寸，当第4肋间隙中。

乳根
人体胸部，乳头直下，乳房根部，当第五肋间隙，距前正中线4寸处。

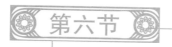

第六节
瘦腹部

迈入中年之后，许多女性都是"大腹便便"、腹部松弛下垂，成为"大腹婆"，弯腰发现肚子出现游泳圈，感觉体重增加，走路比以前容易疲劳，每次运动一下子就感到疲累不堪。

病理病因

"大腹便便"、"啤酒肚"、"小腹婆"，都是腹部过于臃肿，不但影响身材的美观，日常行动也会感到比较疲惫，最可怕的是容易引发许多疾病。按摩是消除腹部多余脂肪的最好方法，可以让松弛的腹部变得结实。

●健康贴士

"4多、5少、2定"：多吃纤维蔬果、多喝水、多动、多按摩；少糖、少油、少盐、少辣、少炸；定时、定量；洗澡前做20个仰卧起做，可以帮助瘦腹。

精确取穴

中脘　天枢

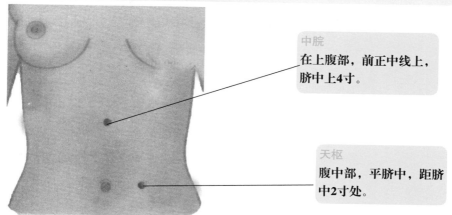

中脘
在上腹部，前正中线上，脐中上4寸。

天枢
腹中部，平脐中，距脐中2寸处。

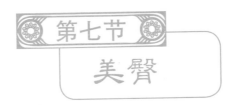

第七节
美臀

臀部可分为下垂型、适中型、上翘型，健美的臀部，大小适中，臀位属于适中型和上翘型；而体积瘦小或肥大，臀位下垂都属不健美。

病理病因

性感的臀部，当然应该要结实、富有弹性、线条漂亮、不要太大，才能展现迷人的自信风采。许多上班族，因为长期坐在办公室或椅子上，缺乏运动，导致骨盆渐渐变大，屁股赘肉增加，缺乏弹性，最后只剩下两大块的脂肪，呈现松垮、扁平等情况。

● 健康贴士

减少高热量、高胆固醇、高动物性脂肪的摄取，才能早日摆脱"大屁股"的困扰。按摩时患者需将全身放松，尽量不要出力，才能发挥指压的按摩疗效。

精确取穴

臀部　承扶

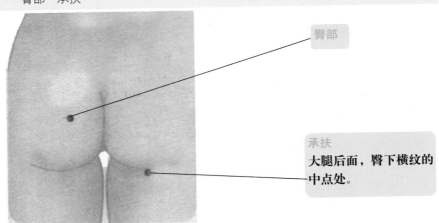

臀部

承扶

大腿后面，臀下横纹的中点处。

附

人体十二经络

手太阴肺经

该经起自腹部，向下联络大肠，回过来沿着胃的上口贯穿膈肌，入属肺脏。本经腧穴主治咳、喘、咳血、咽喉痛等肺系疾患，及经脉循行部位的其他病证。

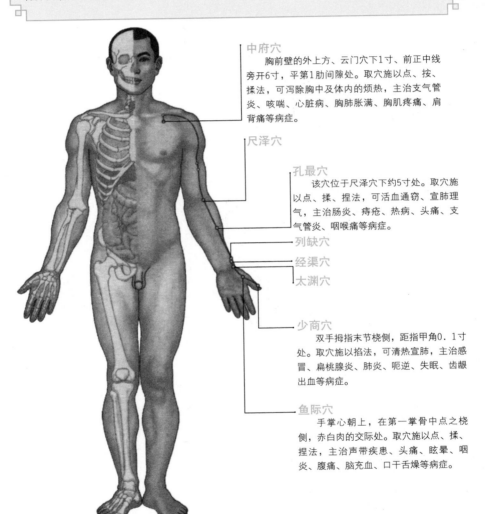

中府穴
胸前壁的外上方、云门穴下1寸、前正中线旁开6寸，平第1肋间隙处。取穴施以点、按、揉法，可泻除胸中及体内的烦热，主治支气管炎、咳喘、心脏病、胸肺胀满、胸肌疼痛、肩背痛等病症。

尺泽穴

孔最穴
该穴位于尺泽穴下约5寸处。取穴施以点、揉、捏法，可活血通窍、宣肺理气，主治肠炎、痔疮、热病、头痛、支气管炎、咽喉痛等病症。

列缺穴

经渠穴

太渊穴

少商穴
双手拇指末节桡侧，距指甲角0.1寸处。取穴施以掐法，可清热宣肺，主治感冒、扁桃腺炎、肺炎、呃逆、失眠、齿龈出血等病症。

鱼际穴
手掌心朝上，在第一掌骨中点之桡侧，赤白肉的交际处。取穴施以点、揉、捏法，主治声带疾患、头痛、眩晕、咽炎、腹痛、脑充血、口干舌燥等病症。

手阳明大肠经

手阳明大肠经和肺经的关系非常密切，它是肺和大肠的保护者。《黄帝内经》上说："阳明经多气多血"，疏通此经气血，可以预防和治疗人体五官、呼吸系统、消化系统三方面的疾病。

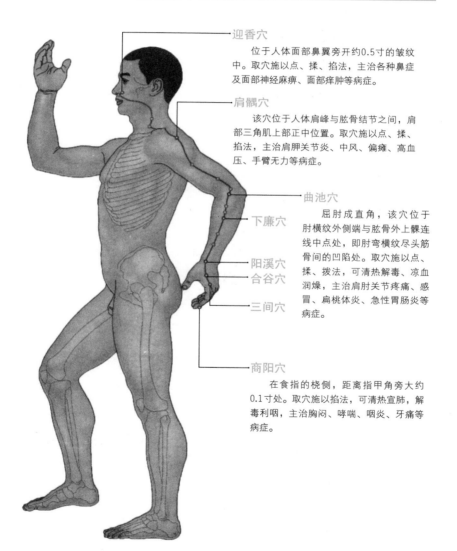

迎香穴

位于人体面部鼻翼旁开约0.5寸的皱纹中。取穴施以点、揉、掐法，主治各种鼻症及面部神经麻痹、面部痒肿等病症。

肩髃穴

该穴位于人体肩峰与肱骨结节之间，肩部三角肌上部正中位置。取穴施以点、揉、掐法，主治肩胛关节炎、中风、偏瘫、高血压、手臂无力等病症。

曲池穴

屈肘成直角，该穴位于肘横纹外侧端与肱骨外上髁连线中点处，即肘弯横纹尽头筋骨间的凹陷处。取穴施以点、揉、拨法，可清热解毒、凉血润燥，主治肩肘关节疼痛、感冒、扁桃体炎、急性胃肠炎等病症。

下廉穴

阳溪穴

合谷穴

三间穴

商阳穴

在食指的桡侧，距离指甲角旁大约0.1寸处。取穴施以掐法，可清热宣肺，解毒利咽，主治胸闷、哮喘、咽炎、牙痛等病症。

足阳明胃经

足阳明胃经属于胃，络于脾，所以它和胃的关系最为密切，是消化系统的非常重要的经络，但同时也和脾有关，维系着人的后天之本。主治胃肠病、神志病和头、面、眼、鼻、口、齿的疾病，以及经脉循行部位的病症。

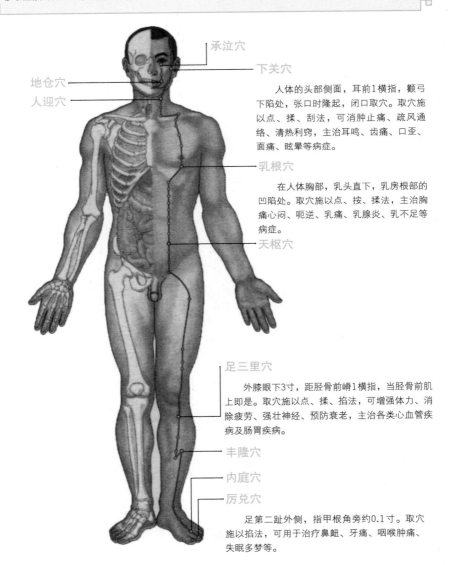

承泣穴

地仓穴

人迎穴

下关穴

人体的头部侧面，耳前1横指，颧弓下陷处，张口时隆起，闭口取穴。取穴施以点、揉、刮法，可消肿止痛、疏风通络、清热利窍，主治耳鸣、齿痛、口歪、面痛、眩晕等病症。

乳根穴

在人体胸部，乳头直下，乳房根部的凹陷处。取穴施以点、按、揉法，主治胸痛心闷、呃逆、乳痛、乳腺炎、乳不足等病症。

天枢穴

足三里穴

外膝眼下3寸，距胫骨前嵴1横指，当胫骨前肌上即是。取穴施以点、揉、掐法，可增强体力、消除疲劳、强壮神经、预防衰老，主治各类心血管疾病及肠胃疾病。

丰隆穴

内庭穴

厉兑穴

足第二趾外侧，指甲根角旁约0.1寸。取穴施以掐法，可用于治疗鼻衄、牙痛、咽喉肿痛、失眠多梦等。

足太阴脾经

足太阴脾经是阴经，跟脏腑联系最紧密，尤其是脾、胃和心，同时它也是治疗妇科病的首选经络。主治消化系统、妇科、前阴病及经脉循行部位的其他病症。

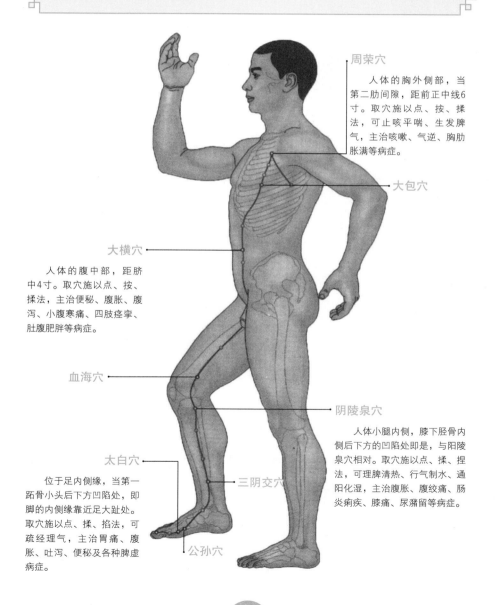

周荣穴

人体的胸外侧部，当第二肋间隙，距前正中线6寸。取穴施以点、按、揉法，可止咳平喘、生发脾气，主治咳嗽、气逆、胸肋胀满等病症。

大包穴

大横穴

人体的腹中部，距脐中4寸。取穴施以点、按、揉法，主治便秘、腹胀、腹泻、小腹寒痛、四肢痉挛、肚腹肥胖等病症。

血海穴

阴陵泉穴

人体小腿内侧，膝下胫骨内侧后下方的凹陷处即是，与阳陵泉穴相对。取穴施以点、揉、捏法，可理脾清热、行气制水、通阳化湿，主治腹胀、腹绞痛、肠炎痢疾、膝痛、尿潴留等病症。

太白穴

位于足内侧缘，当第一跖骨小头后下方凹陷处，即脚的内侧缘靠近足大趾处。取穴施以点、揉、掐法，可疏经理气，主治胃痛、腹胀、吐泻、便秘及各种脾虚病症。

三阴交穴

公孙穴

手少阴心经

手少阴心经属于心，因此和心脏有密切的关系，它是主宰人体的重要经脉。本经腧穴主治心、胸、神志及经脉循行部位的其他病症，如眼睛昏花、胸胁疼痛、上臂内侧后边痛或厥冷、手掌心热等病症。

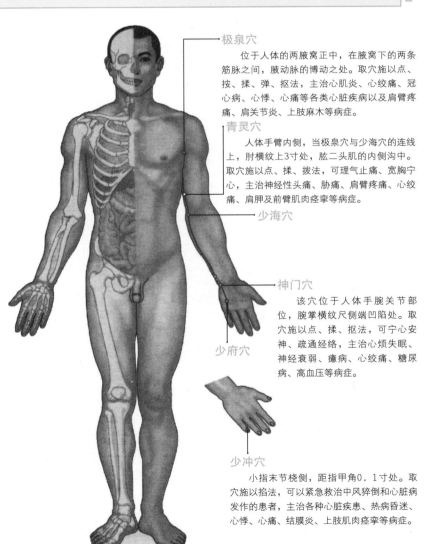

极泉穴

位于人体的两腋窝正中，在腋窝下的两条筋脉之间，腋动脉的博动之处。取穴施以点、按、揉、弹、抠法，主治心肌炎、心绞痛、冠心病、心悸、心痛等各类心脏疾病以及肩臂疼痛、肩关节炎、上肢麻木等病症。

青灵穴

人体手臂内侧，当极泉穴与少海穴的连线上，肘横纹上3寸处，肱二头肌的内侧沟中。取穴施以点、揉、拨法，可理气止痛、宽胸宁心，主治神经性头痛、胁痛、肩臂疼痛、心绞痛、肩胛及前臂肌肉痉挛等病症。

少海穴

神门穴

该穴位于人体手腕关节部位，腕掌横纹尺侧端凹陷处。取穴施以点、揉、抠法，可宁心安神、疏通经络，主治心烦失眠、神经衰弱、癫病、心绞痛、糖尿病、高血压等病症。

少府穴

少冲穴

小指末节桡侧，距指甲角0.1寸处。取穴施以掐法，可以紧急救治中风猝倒和心脏病发作的患者，主治各种心脏疾患、热病昏迷、心悸、心痛、结膜炎、上肢肌肉痉挛等病症。

手太阳小肠经

手太阳小肠经就如同拂去人体倦怠、痛楚等阴霾的清洁工，是具有宁心安神、舒筋活络功效的经络，按摩这些经穴可以疏通经气，缓解疲劳。本经所属腧穴主治耳聋、眼睛昏花、面颊肿、颈部、颔下、肩胛、上臂、前臂的外侧后边痛等病症。

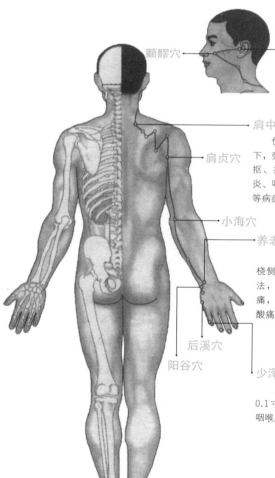

听宫穴

在耳屏正中前，张口后的凹陷处。取穴施以点、揉法，主治耳鸣、中耳炎、失声、牙齿疼痛、癫痫、心腹痛、三叉神经疼痛、头痛、目眩等病症。

颧髎穴

肩中俞穴

位于人体背部，当第七颈椎棘突下，旁开2寸的位置。取穴施以点、揉、抠、拨法，可解表宣肺，主治支气管炎、哮喘、咳嗽、视力减退、肩背疼痛等病症。

肩贞穴

小海穴

养老穴

屈肘，手掌心向胸，尺骨小骨桡侧缘上方凹陷中。取穴施以点、掐法，可调气活血、舒筋散寒、通络止痛，主治目视不清，肩背肘臂等部位酸痛及呃逆、落枕、腰痛等病症。

后溪穴

阳谷穴

少泽穴

人体小指末节尺侧，距指甲角旁0.1寸。取穴施以掐法，主治头痛、咽喉肿痛、肋间神经痛等病症。

足太阳膀胱经

足太阳膀胱经主管营运人体中宝贵的体液，作为体内排毒的主干道，它关系到全身各处的通畅与健康。本经腧穴主治泌尿生殖系统、精神神经系统、呼吸系统、循环系统、消化系统的病症及本经所过部位的病症。

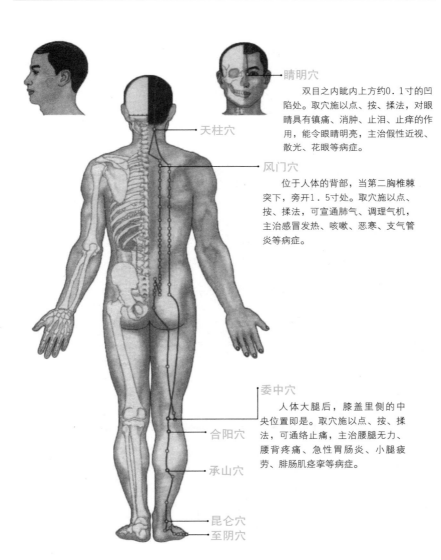

天柱穴

睛明穴

双目之内眦内上方约0.1寸的凹陷处。取穴施以点、按、揉法，对眼睛具有镇痛、消肿、止泪、止痒的作用，能令眼睛明亮，主治假性近视、散光、花眼等病症。

风门穴

位于人体的背部，当第二胸椎棘突下，旁开1.5寸处。取穴施以点、按、揉法，可宣通肺气、调理气机，主治感冒发热、咳嗽、恶寒、支气管炎等病症。

委中穴

人体大腿后，膝盖里侧的中央位置即是。取穴施以点、按、揉法，可通络止痛，主治腰腿无力、腰背疼痛、急性胃肠炎、小腿疲劳、腓肠肌痉挛等病症。

合阳穴

承山穴

昆仑穴

至阴穴

足少阴肾经

　　肾是人体的先天之本，主管骨骼、生殖与人体生长发育，而足少阴肾经决定着肾脏气血的通畅，周始往复就如同一眼幸福长寿的不老泉。本经主要治疗妇科、前阴、肾、肺、咽喉病症，如月经不调、小便不利等以及经脉循行部位的病变。

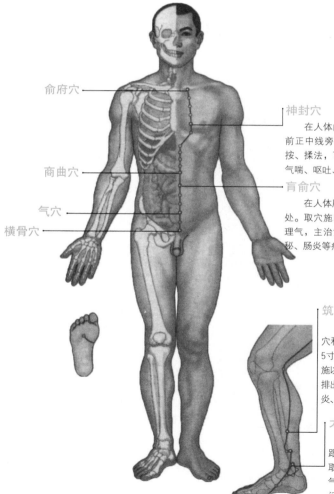

俞府穴

商曲穴

气穴

横骨穴

神封穴

　　在人体的胸部，当第四肋间隙，前正中线旁开2寸处。取穴施以点、按、揉法，可降浊升清，主治咳嗽、气喘、呕吐、不嗜饮食等病症。

肓俞穴

　　在人体腹中部，当脐中旁开0.5寸处。取穴施以点、按、揉法，可清热理气，主治黄疸、胃痉挛、习惯性便秘、肠炎等病症。

筑宾穴

　　人体的小腿内侧，当太溪穴和阴谷穴的连线上，太溪穴上5寸处，腓肠肌肌腹的内下方。施以点、揉、拿法，可散热降温、排出毒素，主治癫痫、肾炎、盆腔炎、小腿内侧痛等病症。

太溪穴

　　足内侧，内踝后方与脚跟骨筋腱之间的凹陷处即是。取穴施以点、揉法，可补肾益气，主治肾炎、月经不调、胸闷、齿痛等病症。

手厥阴心包经

手厥阴心包经是心脏的保护神，能够代心受过，替心承受侵袭。此经穴可主治胸部、心血管系统、精神神经系统和本经经脉所经过部位的病症，如心痛、心悸、心胸烦闷、癫狂、呕吐、热病、疮病及肘臂挛痛等。

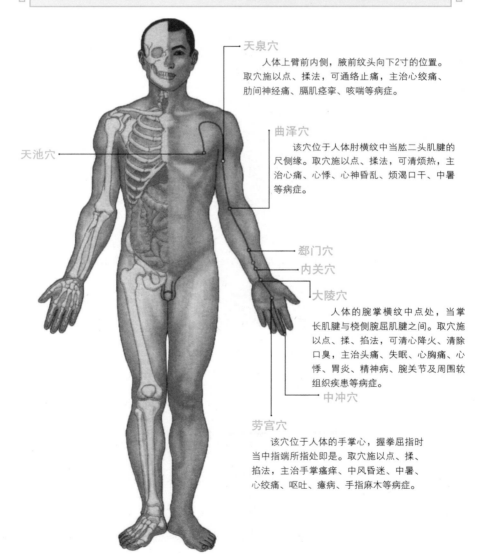

天泉穴
人体上臂前内侧，腋前纹头向下2寸的位置。取穴施以点、揉法，可通络止痛，主治心绞痛、肋间神经痛、膈肌痉挛、咳喘等病症。

曲泽穴
该穴位于人体肘横纹中当肱二头肌腱的尺侧缘。取穴施以点、揉法，可清烦热，主治心痛、心悸、心神昏乱、烦渴口干、中暑等病症。

天池穴

郄门穴

内关穴

大陵穴
人体的腕掌横纹中点处，当掌长肌腱与桡侧腕屈肌腱之间。取穴施以点、揉、掐法，可清心降火、清除口臭，主治头痛、失眠、心胸痛、心悸、胃炎、精神病、腕关节及周围软组织疾患等病症。

中冲穴

劳宫穴
该穴位于人体的手掌心，握拳屈指时当中指端所指处即是。取穴施以点、揉、掐法，主治手掌瘙痒、中风昏迷、中暑、心绞痛、呕吐、癫病、手指麻木等病症。

手少阳三焦经

手少阳三焦经又可称为"耳脉"，仿佛人体体侧形影相随的忠实守护者，统领着体内的水谷运化、气血循行。本经穴主治人体眼耳、面部、喉咙、肩臂以及与"气"相关的疾病。

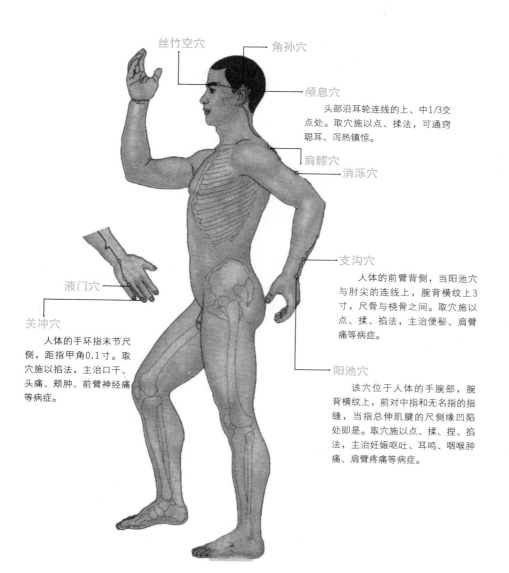

丝竹空穴

角孙穴

颅息穴

头部沿耳轮连线的上、中1/3交点处。取穴施以点、揉法，可通窍聪耳、泻热镇惊。

肩髎穴

消泺穴

支沟穴

人体的前臂背侧，当阳池穴与肘尖的连线上，腕背横纹上3寸，尺骨与桡骨之间。取穴施以点、揉、掐法，主治便秘、肩臂痛等病症。

液门穴

关冲穴

人体的手环指末节尺侧，距指甲角0.1寸。取穴施以掐法，主治口干、头痛、颊肿、前臂神经痛等病症。

阳池穴

该穴位于人体的手腕部，腕背横纹上，前对中指和无名指的指缝，当指总伸肌腱的尺侧缘凹陷处即是。取穴施以点、揉、捏、掐法，主治妊娠呕吐、耳鸣、咽喉肿痛、肩臂疼痛等病症。

足少阳胆经

足少阳胆经在我们身体里循行的路线较为绵长、复杂，作为掌管人体中精之府的"首席管家"，沿其经络循行的刺激能够改善体内气血的顺畅运行，主治胸胁、肝胆病症、热性病、神经系统病症和头侧部、眼、耳、咽喉病症，以及本经脉所经过部位的病症。

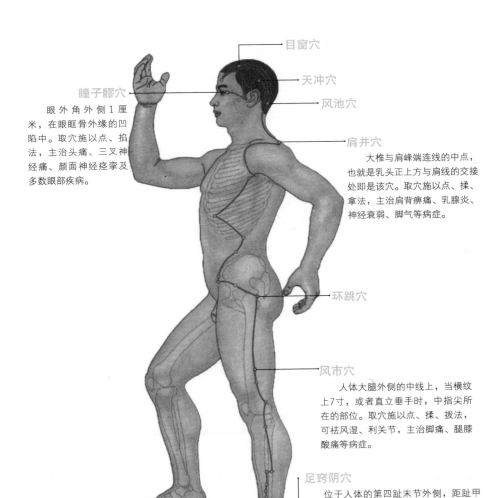

目窗穴

天冲穴

风池穴

瞳子髎穴

眼外角外侧1厘米，在眼眶骨外缘的凹陷中。取穴施以点、掐法，主治头痛、三叉神经痛、颜面神经痉挛及多数眼部疾病。

肩井穴

大椎与肩峰端连线的中点，也就是乳头正上方与肩线的交接处即是该穴。取穴施以点、揉、拿法，主治肩背痹痛、乳腺炎、神经衰弱、脚气等病症。

环跳穴

风市穴

人体大腿外侧的中线上，当横纹上7寸，或者直立垂手时，中指尖所在的部位。取穴施以点、揉、拨法，可祛风湿、利关节，主治脚痛、腿膝酸痛等病症。

足窍阴穴

位于人体的第四趾末节外侧，距趾甲角0.1寸。取穴施以掐法，可泻热、通窍，主治偏胸胁痛、足跗肿痛、多梦、热病等病症。

足厥阴肝经

足厥阴肝经循行的路线不长，穴位不多，但是作用一点儿也不小，可以说是体内气血调理、治病祛疾的一把金钥匙，主治胸胁、肝胆病症、热病、神经系统病症和头侧部、眼、耳、咽喉病症，以及本经脉所经过部位的病症。

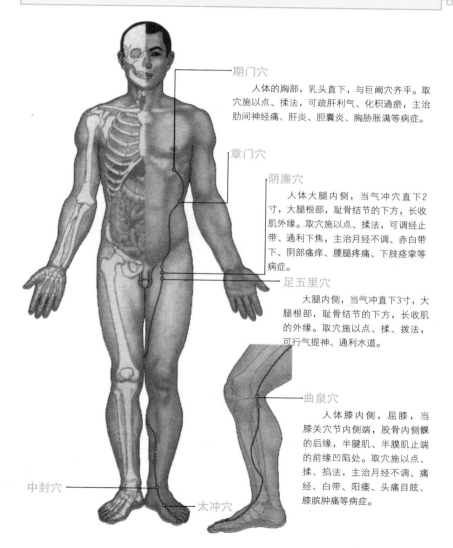

期门穴

人体的胸部，乳头直下，与巨阙穴齐平。取穴施以点、揉法，可疏肝利气、化积通瘀，主治肋间神经痛、肝炎、胆囊炎、胸胁胀满等病症。

章门穴

阴廉穴

人体大腿内侧，当气冲穴直下2寸，大腿根部，耻骨结节的下方，长收肌外缘。取穴施以点、揉法，可调经止带、通利下焦，主治月经不调、赤白带下、阴部瘙痒、腰腿疼痛、下肢痉挛等病症。

足五里穴

大腿内侧，当气冲直下3寸，大腿根部，耻骨结节的下方，长收肌的外缘。取穴施以点、揉、拨法，可行气提神、通利水道。

曲泉穴

人体膝内侧，屈膝，当膝关穴节内侧端，股骨内侧髁的后缘，半腱肌、半膜肌止端的前缘凹陷处。取穴施以点、揉、掐法，主治月经不调、痛经、白带、阳痿、头痛目眩、膝膑肿痛等病症。

中封穴

太冲穴

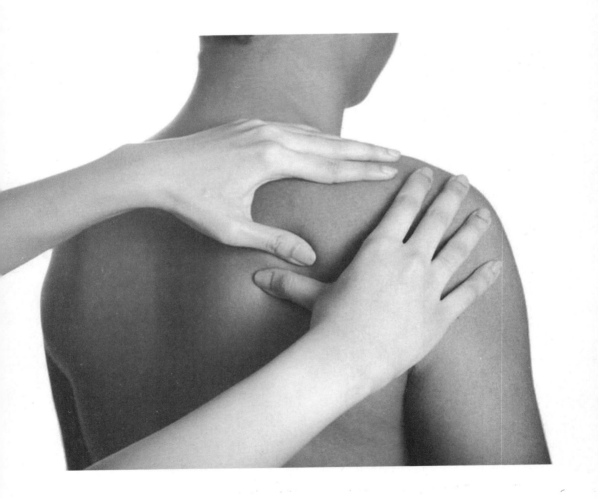